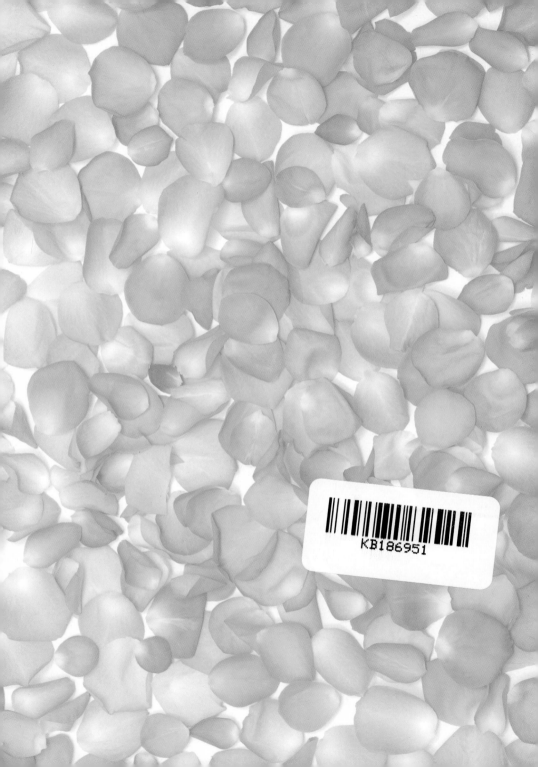

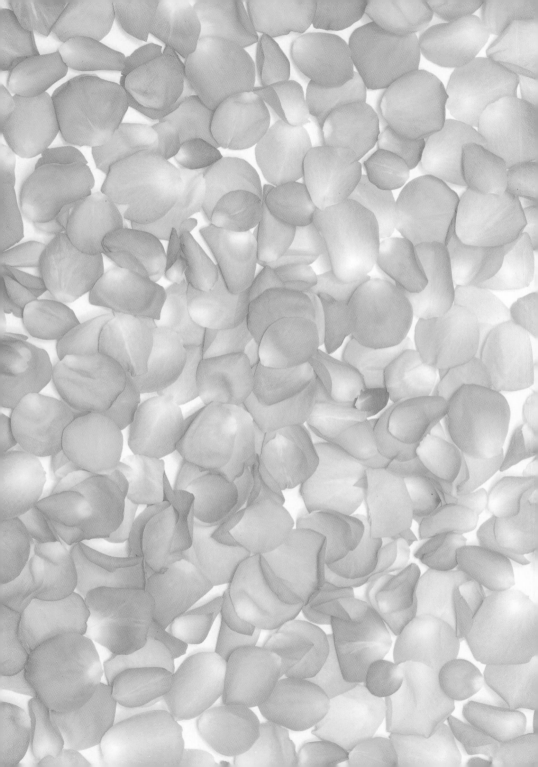

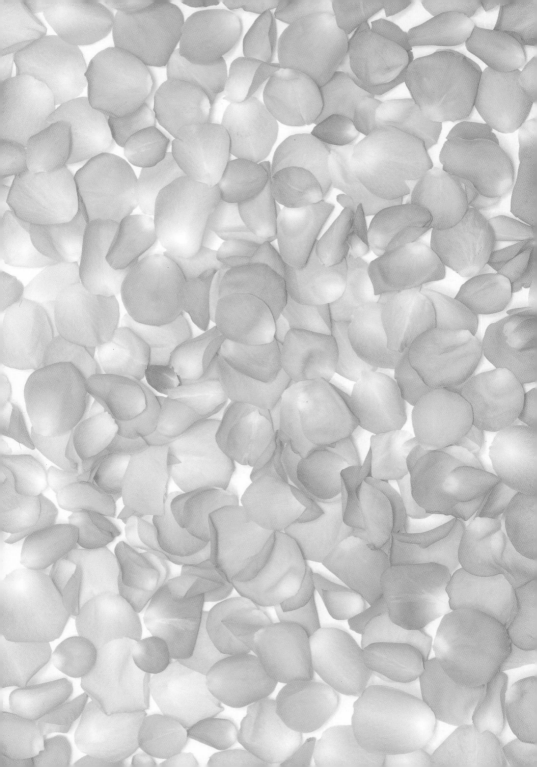

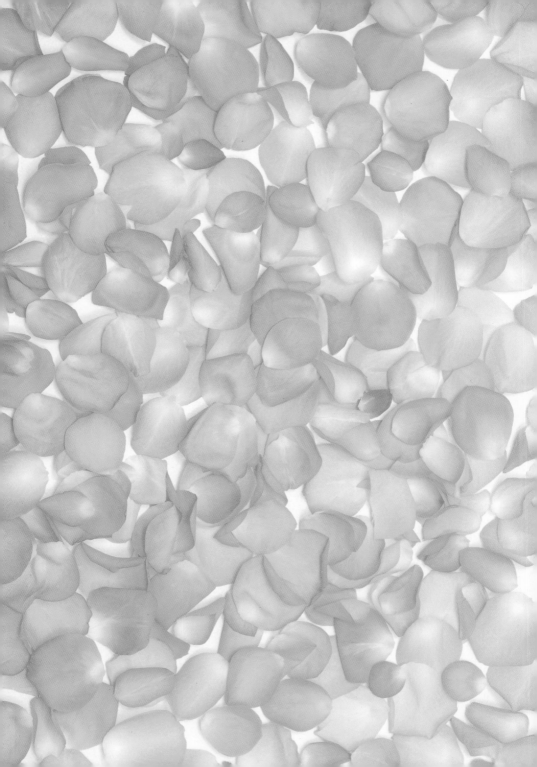

플라워 테라피
Flower Therapy

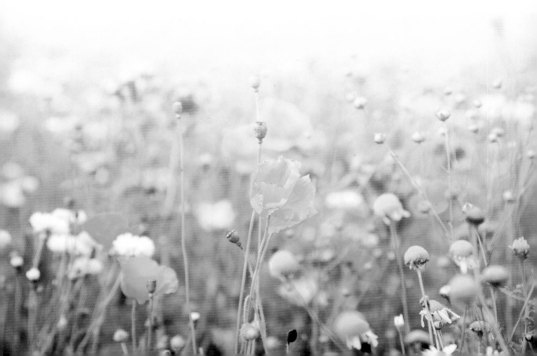

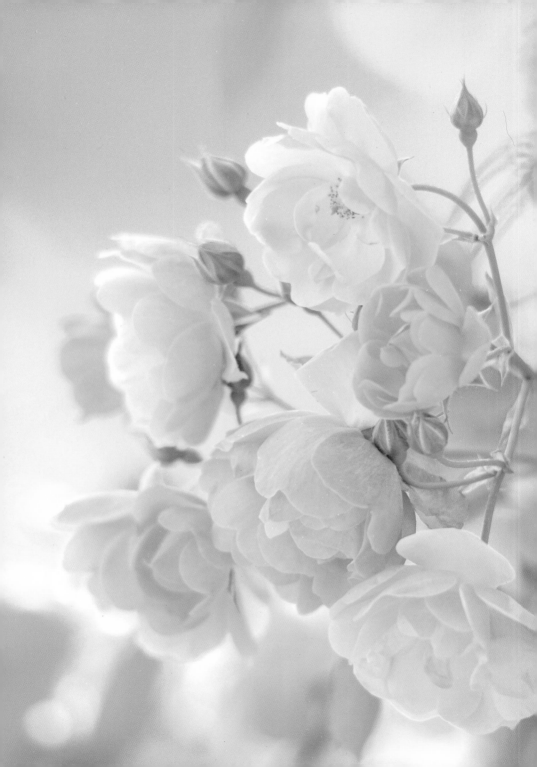

플라워 테라피

몸과 마음을 치유하는 놀라운 꽃의 능력!

Flower Therapy

도린 버추 | 로버트 리브스 지음

배규호 옮김

책미래

우리에게 사랑과 치유의
아름다운 도구를 전해 준
자연에 바칩니다.

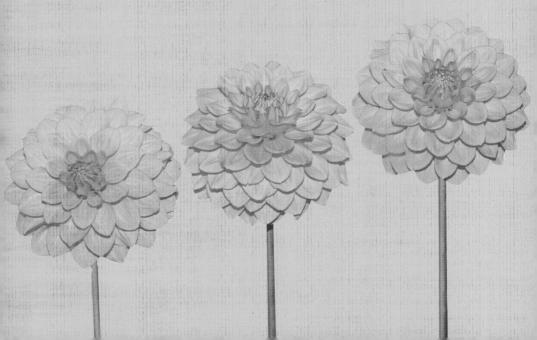

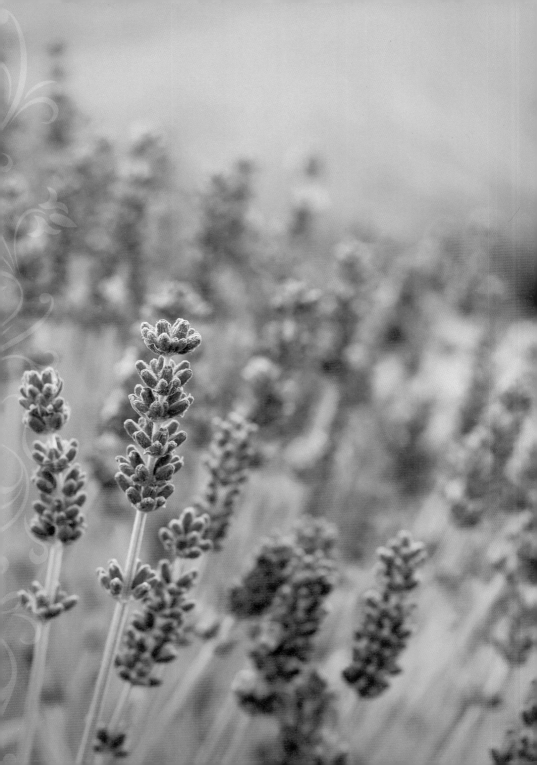

CONTENTS

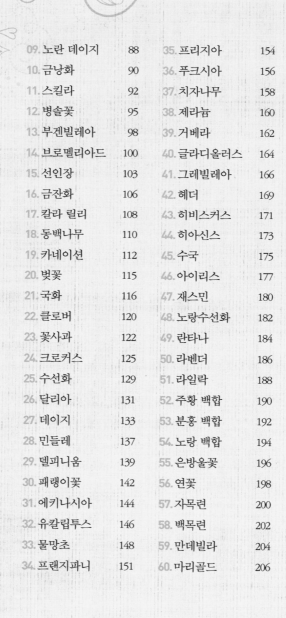

PART 3 플라워 테라피 분류

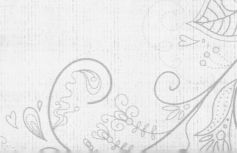

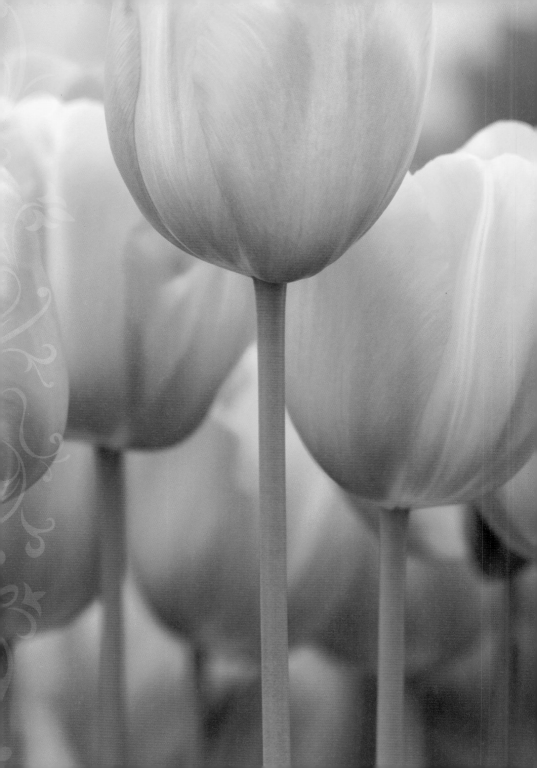

프롤로그

플라워 테라피란 무엇인가?

대자연은 치유자이며, 꽃은 그런 대자연이 주는 훌륭한 선물이다. 여러 종류의 꽃에는 신체적, 정서적 웰니스(wellness: 웰빙, 건강, 원기, 행복)를 촉진하는 다양한 '개성'이 있다. 하늘의 걸작인 꽃은 신성한 힐링 도구이다. 플라워 테라피는 꽃의 형태, 향기, 에센스, 색깔에 따라 몸과 마음에 적용하는 방법이다.

플라워 테라피는 자연과 긴밀하게 협력하는 것이다. 플라워 테라피는 당신이 마음속 깊은 곳의 바램을 드러내는 데 도움을 줄 수 있다. 꽃이 자연의 기본 요소이기 때문에 꽃으로 작업을 할 때 자신도 모르는 사이에 놀라운 에너지를 받을 것이다. 또한 우리는 효과적인 방식으로 야생화를 고르는 법에 대해 이야기할 것이다.

나(도린)는 내가 펴낸 다른 책에서 자연의 힘에 대해 자세히 이야기했으며, 이 책에서 각각의 꽃과 관련된 에너지에 대해 이야기할 것이다.

자연은 우리의 사랑하는 친구 등 우리 삶의 모든 면을 포함하고, 지구 전체에 걸쳐 관련이 있다. 우리는 자연과의 작업을 통해 자연이 주는 치유의 선물을 활용할 때 기쁨을 만끽할 수 있다.

플라워 테라피는 나(로버트)의 임상 특성 자연 요법 의학과 유사한 자연의 치유 능력을 기반으로 한다. 자연 요법 의학의 한방 치료와 마찬가지로, 꽃은 강력한 치유 효과를 만들 수 있다.

　꽃의 향기와 색은 에너지 영역으로 이어지기 때문에, 플라워 테라피는 형이상학적 문제에도 도움이 된다. 플라워 테라피는 사람들의 영적 수행을 심화시키고 마음의 능력을 열 수 있다. 이러한 체험을 더욱 풍부하게 하기 위해 우리는 플라워 테라피 리딩(reading)에 대한 정보를 포함시켰다. 이 정보는 당신과 당신이 사랑하는 사람, 당신의 고객을 위해 나아갈 방향을 가이던스(guidance)한다는 점에서 사이킥 리딩(psychic reading)이나 엔젤 리딩(angel reading)과도 비슷하다.

　이 책을 통해, 우리는 꽃을 에너지로 이용하는 방법을 보여줄 것이다. 이 방법은 특정 식물 옆에 앉거나 특정 꽃잎으로 목욕하거나, 또는 당신의 요구에 관련된 꽃의 사진을 관찰하는 것과 같은 방법이다. 우리는 안전하고 효과적으로 꽃 에센스를 만들고 사용하는 방법을 설명할 것이다. 또한 우리는 일반적인 꽃과 치유 속성을 나열한 자료에 이 책의 많은 부분을 할애하였다.

　누구나 다 플라워 테라피를 활용하고, 그 혜택을 누릴 수 있다. 우리

는 독자 여러분이 이 책의 내용을 즐기면서 힐링하는 도구로 참고할 것
이라고 믿는다. 독자 여러분이 정원에서 꽃을 가꾸거나, 특정 상황을 치
유하기 위해 꽃을 구매한다면, 그 꽃은 여러분의 삶에 정서적, 신체적,
정신적 아름다움을 더 많이 가져다줄 것이다.

도린 버추(Doreen Virtue), 로버트 리브스(Robert Reeves)

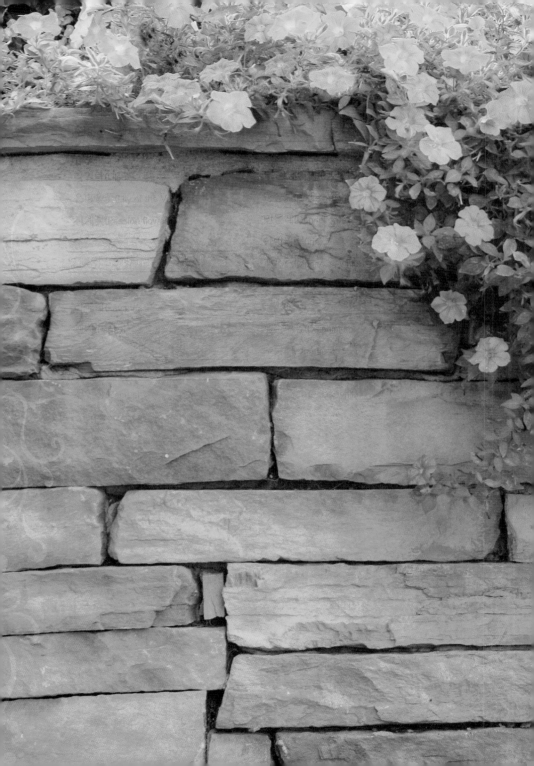

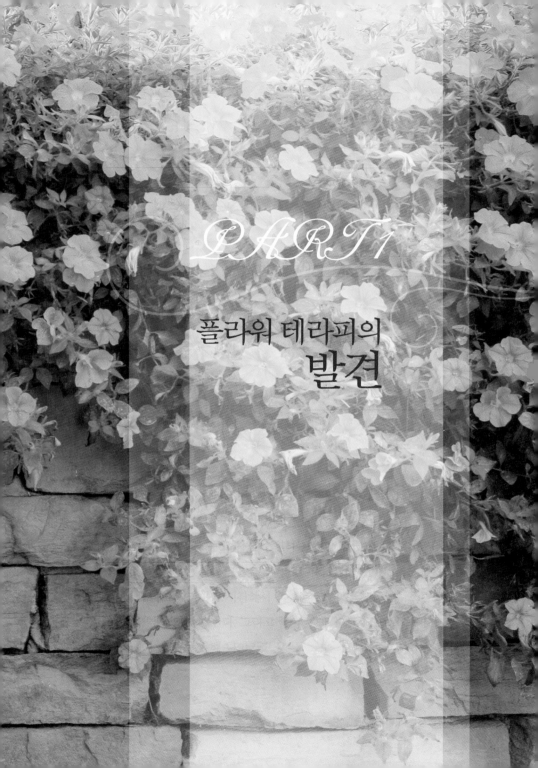

PART 1

플라워 테라피의
발견

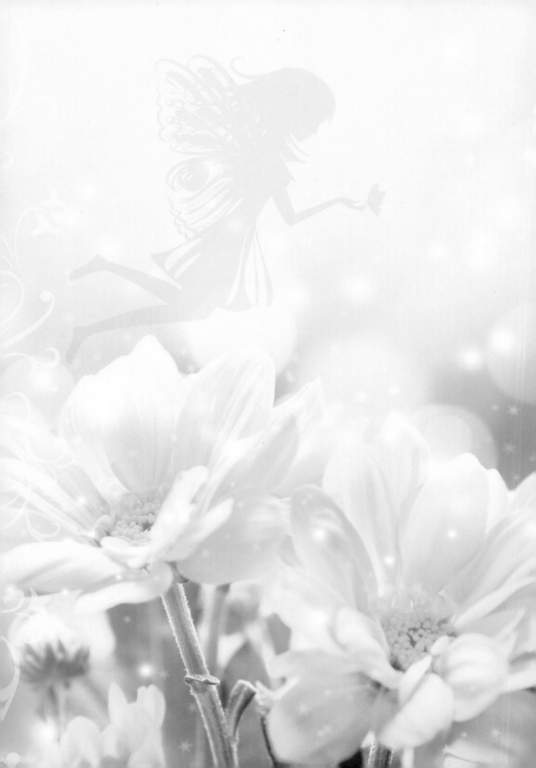

CHAPTER 1

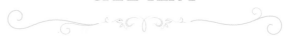

플라워 테라피의 동반자

천사와 요정은 자연의 모든 부분에 있다. 고대 이스라엘의 경전인 《탈무드(Talmud)》에는 "들판의 모든 풀잎 위에 천사가 몸을 구부리고 '자라나거라! 자라나거라!' 하고 말한다"라고 적혀 있다. 요정은 작은 자연 천사로 생각할 수 있다. 여러분이 플라워 테라피의 세계로 들어가면, 영적 능력이 제고되고, 천사와 요정의 도움을 받게 될 것이다. 그들은 둘 다 좋은 환경을 만들어 줄 것이고, 그래서 여러분이 이루려는 목적을 위해 그들과 함께 작업할 때, 놀라운 성과가 나타날 것이다.

요정과 꽃

이 깊은 치유와 영적 수준에서 하는 자연과의 작업은 여러분의 에너지를 요정에게 조율한다. 이러한 일들은 실제로 일어난다. 정원에서도 일어나고, 화단에서도 일어나고, 심지어 꽃집에서 구입한 꽃다발에서도 일어난다. 이런 현상은 지극히 현실적인 일이며, 여러분이 자연과 함께 작업할 때 항상 여러분 주위에서 일어난다.

혼자 있기를 즐기고 언제든 웃을 수 있는 근심 걱정 없는 어린이를 생각해 보자. 그들은 여러분에게 함께 놀아달라고 하고, 밖으로 나가고, 공원에 앉거나 정원에서 더 시간을 보내면서 자연 속에서 좀 더 지내자고 한다. 무엇이든 자연을 기반으로 여러분이 작업을 한다면, 요정은 기쁜 마음으로 여러분을 지원할 것이다. 또한, 여러분의 가족 및 친구들과 즐겁게 웃는 시간을 매일 갖도록 노력하자. 여러분의 에너지는 즐겁게 웃는 사이에 증가한다. 이는 훌륭한 느낌이다.

민속학은 종종 요정에게 오명을 뒤집어씌운다. 그런 오명에 귀 기울이지 않기를 바란다. 요정은 여러분을 돕기 원하는 빛의 존재를 사랑한다. 그들은 지구가 어디 아픈 곳은 없는지 확인한다. 여러분이 환경을 보호하겠다고 마음을 정하면 요정은 즉시 여러분에게 관심을 가질 것이다.

요정은 에테르(ether)적인 존재이다. 그러나 빛의 다른 존재에 비해 그들은 더 많이 지상에 근거를 두고 지구 에너지에 연결된다. 이러한 균형은 당신의 모든 꿈을 물리적인 현실로 가져와서 행동으로 옮기고, 지구의 문제를 해결하는 데 도움이 될 수 있다. 여러분과 여러분의 가족에게 도움이 필요할 때 요정에게 부탁하기 바란다. 여러분이 무엇을 요청하든 요정은 매우 빠르게 만들 수 있다. 그들은 여러분의 문제 해결에 속도를 더하고, 여러분이 바라는 바를 성취하게 할 수 있다.

자연 및 요정과 연결됨으로써, 여러분은 "말로 설명할 수 없는" 몇몇 흥미로운 야외 경험을 알아채기 시작할 것이다. 일반적으로 당신이 정원이나 꽃에 열심히 집중하는 경우, 이러한 것들을 포함해서 곁눈질로 흘낏 작은 반짝임을 볼 수 있다. 당신은 돌아서 보겠지만 아무것도 나타나지 않을 것이다. 제발 이것을 당신의 상상력이라고 생각하지 말기 바란다. 이것은 진짜로 요정을 본 것이다! 자연과 연결하면 당신의 정력적인 몸이 환경의 편안한 느낌에 맞출 수 있고, 그렇게 하면 당신은 요정을 발견할 수 있는 완벽한 상태가 된다. 만일 당신이 작게 소곤거리는 아이 목소리 같은 소리를 듣는다면, 그것은 당신을 미소 짓게 하고 당신과 함께 놀고 싶어하는 요정이 근처에 있는 것이다. 나비나 무당벌레와 같은 날벌레를 보는 것은 요정들이 당신과 함께 작업하는 것을 보여주는 또 다른 증거이다.

요정은 꽃과 식물 왕국의 수호자 같은 존재이다. 그들은 자연이 의도하는 대로 모든 식물, 묘목, 나무가 자라도록 지킨다. 요정은 꽃이 건강하고 원기왕성하도록 치유 에너지를 사용한다.

명상하는 동안 당신은 요정이 꽃봉오리와 새로운 싹을 만들 때 사용하는 작은 마법의 지팡이를 지닌 요정을 볼 수 있다. 그들은 잘 자라고 꽃망울을 피우는 데 도움을 주는 치유 에너지와 사랑 에너지를 꽃에게 주입한다. 이러한 치유 에너지는 당신에게도 도움이 될 것이다. 요정은 또한 당신의 정원이 계절에 적응하는 데 도움이 될 것이다. 그들은 다가오는 날씨의 변화에서 잎의 색깔을 바꾸고 식물을 튼튼하게 한다.

당신이 식물과 정원에서 멀리 떨어져 있는 동안에도 요정은 식물과 정원을 돌볼 수 있다. 당신은 단지 요청만 하면 된다. 우리의 대부분처럼, 때때로 당신은 아마 너무 바빠서 당신의 정원에 약간 소홀할지도 모른다. 이러한 경우에, 당신은 요정에게 식물과 꽃을 돌봐 달라고 즉각 요청할 수 있다. 당신이 다시 더 많은 시간을 정원에서 보낼 수 있을 때까지 요정들은 기꺼이 그렇게 할 것이다. 나(로버트)는 물을 충분히 줄만한 시간이 부족한데, 그 일을 예상대로 비가 한다. 기적적으로, 하늘

위 구름으로부터 샤워하는 축복을 누린다. 덕분에 내가 정원에서 보내는 시간과 수고를 절감할 수 있다. 그러니 다음에 당신의 정원에서 벗어날 필요가 있을 때 요정에게 부탁하면 당신의 도움이 되는 친구는 당신이 돌아올 때까지 꽃을 지켜줄 것이다.

여기에 일반적인 기도문 샘플이 있다.

요정에게 바치는 기도

"사랑하는 요정이여, 당신의 힐링 플라워에 함께하도록 저를 인도해 주십시오. 나는 이 시간에 나를 위해 완벽한 사람을 선택하고자 합니다. 단지 내가 그렇게 할 수 있도록 도와주시기 바랍니다.

난 당신이 에너지로 나를 둘러싸고 그런 작용의 중요성을 내가 생각하도록 해 주시기 바랍니다. 난 당신이 하는 모든 일에 대해 깊은 존경과 감사를 드립니다. 나는 당신의 도움으로 내가 사랑스런 식물을 행복하고 건강하게 유지할 수 있기를 기도합니다."

천사와 꽃

요정이 대자연의 메신저라면 천사는 하나님의 메신저이다. 하지만 천사는 대지와 균등하게 연결되어 있다. 그들은 신성한 에너지로부터 하나님의 형상으로 만들어진다. 하나님은 우리가 알고 있는 모든 것의

한 부분이며, 따라서 천사는 함께 작업하기에 놀랍고 순수한 에너지이다. 당신의 일상생활에서 천사와 함께하는 것은 당신에게 많은 축복을 가져온다.

천사는 당신이 꽃을 가꾸든 무엇을 하든 당신을 기꺼이 도울 것이다. 천사는 순수한 사랑과 빛이며, 그들과 함께한다면 매우 큰 도움이 될 것이다. 당신이 플라워 테라피를 위해 천사와 연결될 때, 당신은 순수한 힐링 에너지를 만들 수 있다.

당신이 플라워 테라피를 계속 연습함으로써 각각의 꽃이 특정 에너지를 가지고 있다는 사실을 발견할 것이다. 이 에너지는 특정 대천사와 비슷한 느낌을 가질 수 있다. 그래서 우리는 제2부 플라워 테라피 디렉토리에 각 꽃에 대한 대천사를 소개했다. 각 대천사는 서로 다른 오러 컬러(aura color)를 가지고 있다. 만일 당신이 그런 느낌을 느낀다면, 당신은 그들의 색깔에 따라 꽃에 대천사를 연결할 수 있을 것이다. 그러나 이 책에서 그들이 어떻게 관련된 것인지는 알 수 없다.

꽃과 차크라(Chakra)

차크라는 신체 전반에 걸쳐 있는 에너지 센터이다. – 사실 우리 몸에는 수백, 아니 어쩌면 수천 개의 작은 차크라가 있다. 큰 차크라는 일곱 개인데, 신체의 정중선 척추에서 찾을 수 있다. 꽃의 역동적인 진동은 차크라로 가득하다. 당신은 균형을 이루거나 차단하기 위해 이러한 진동을 사용할 수 있다. 3부에 있는 차트를 사용하면 당신의 상황과 관련된 꽃과 차크라를 찾아낼 수 있다. 차크라에 대한 자세한 정보는 3장에서 찾을 수 있다.

　실제 색상으로 꽃과 차크라를 연결하면 간단할 것이다. 그러나 모든 자주색 꽃들과 왕관 차크라와 연결 짓고 모든 인디고 꽃과 제3의 눈 차크라와 연결 짓는 것보다 우리는 대신에 그들의 에너지와 메시지에 따라 꽃과 차크라를 연결했다. 만일 당신은 꽃에 익숙하지 않은 경우, 여전히 색깔에 따라 차크라에 연결시키는 것이 효과적일 수 있다. 자신의 직관이 안내하는 대로 믿고 따르도록 하라. 당신의 느낌을 따르는 것이 당신에게 가장 좋은 힐링법이다.

CHAPTER 2

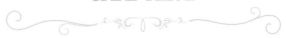

힐링 플라워를 모으고 관리하는 요령

꽃은 하나님과 천사의 사랑을 실제로 나타내는 물리적인 표시이다. 꽃에 대한 천사를 요청하자마자, 우리는 다음과 같은 소리를 들었다. "꽃은 당신이 필요할 때마다 당신을 도울 수 있는 창조주의 아름다운 선물입니다. 꽃은 당신이 매우 깊은 감정적인 문제를 치유하고 건강에 해로운 습관을 버리도록 도울 수 있습니다. 당신이 당신의 내면의 목소리와 하나님의 인도를 신뢰하면 어떤 것도 잘못될 수 없습니다." 자연은 당신을 돕기 위해 여기에 있고, 당신은 도움을 받기 위해서 당신의 마음을 열어야 한다.

우리는 식료품 가게에서 농산물을 선택하는 과정을 꽃을 선택하는 과정에 비유할 수 있다. 당신의 직감을 믿고 당신이 느끼는 대로 선택하기 바란다. '완벽한 꽃'은 있을 수 없다. 꽃은 독특하다. 그냥 눈송이처럼, 당신은 똑같은 것을 결코 찾을 수 없다. 모든 꽃은 볼 때마다 약간씩 다를 것이라는 점을 기억하기 바란다. 슈퍼마켓에서 거의 동일한 모양의 사과나 오렌지를 찾을 수 있지만, 그것은 특별히 균일하게 자라도록 키워진 결과이다. 그리고 표준에 맞지 않은 과일은 폐기된다. 그러나 만일 당신이 유기 농산물을 살펴본다면, 각각의 과일은 약간씩 다름을 알 수 있다. 일부는 약간의 자국이나 흠집이 있을 수 있고, 또 다른 것은 색깔에 생동감이 없거나 광택이 없을 수 있다. 하지만 외관과는 관계없이 식품으로서 에너지는 동일할 것이다. (사실, 유기농 식품은 외관상 완벽하지는 않지만, 더 자연스럽고 영양 가치가 높다!) 이것은 꽃의 경우도 마찬가지이다.

자연 힐링 도구를 찾을 때, 당신은 '완벽한' 색깔, 모양, 또는 꽃잎의 수를 갖춘 꽃을 찾는 것에 대해 걱정할 필요가 없다. 그보다는 당신의 욕망의 에너지에 일치하는 것을 찾아야 한다. 당신의 현재 목표에 가장 적합한 꽃의 타입을 찾기 위해 2부에 있는 디렉토리를 훑어보기 바란다. 그리고 나서 당신이 끌리는 것을 찾아가면 된다.

때때로 당신이 찾은 꽃은 이 책에 있는 견본과 동일해 보이지 않을 수 있다. 꽃은 어떠한 모양 및 크기라 해도 극적으로 다를 수 있다. 심지어 한 뿌리에서 자란 각각의 줄기에서조차 다를 수 있다. 당신은 당신의 마음을 위해 노래하는 꽃을 찾을 수 있다. 하지만 당신은 그것을 봤을 때, 아마도 꽃잎이 흠집이 있거나 찢어졌거나 또는 너무 작아 보일 수 있다. 그러나 당신은 이런 특정의 꽃에 푹 빠져 있는 자신을 발견할 것이다. 당신이 이 꽃을 선택함으로써 당신의 직관과 가이던스(자신을 이해하고 자기실현을 돕는 과정)를 신뢰해야 할 때이다. 왜냐하면 그것은 당신이 찾고 있는 잃어버린 퍼즐 조각으로서 당신을 위한 완벽한 하나가 될 것이기 때문이다.

야생화 모으기

야생에서 꽃을 채집하는 것은 사랑스러운 치료 경험이 될 수 있다. 하지만, 공원이나 자연 보호 구역에서 그렇게 하기 전에, 먼저 채집이 허용되는지를 알아보아야 한다. 이런 지역은 흔히 꽃을 보호하고 있고, 채집을 자연 파괴 행위로 보기도 한다. 우리는 꽃의 힐링 에너지로부터 혜택을 받기 원하지만, 그렇다고 곤경에 빠질 필요는 없다! 함부로 꽃을 따기 전에 해당 부동산 소유주 또는 공원 관리인에게 항상 문의하기 바란다. 실수로 멸종 위기 종을 채집해서는 안 된다.

당신은 자연에 있는 힐링 에너지를 누리기 위해 꽃을 꺾을 필요가 없다는 것을 기억하라. 당신은 마법 같은 기운을 흡수하는 잠깐 동안 근처에 서거나 앉을 수 있다. 당신은 또한 당신과 함께 집에 있는 꽃의 스냅사진을 찍을 수 있다. 게다가 당신은 나중에 이 꽃과 함께 작업할 수 있다.

꽃이나 식물이 당신과 같이 살고 있는 것에 주목하는 것이 중요하다. 그것은 존중과 감사를 받을 만한 매우 강력하고 엄청난 생명의 힘이 있다. 당신이 꽃을 딸 수 있다면, 꽃따기 의식을 하는 것이 좋다. 이 의식은 당신이 꺾는다는 경고를 식물에게 주는 것이다. 또한 꽃을 좀 더 부드럽고, 평화롭고, 사랑스럽게 꺾는 과정을 만들어 준다. 또한 지극히 중요한 요정이 당신을 방해하는 것을 막고, 그들은 당신이 자연을 얼마나 소중히 여기는지 볼 수 있기 때문에 실제로 그들과 유대를 강화시킨다. 요정은 이해심이 많다. 당신이 의식을 위한 꽃을 선택하는 데 문제가 있다면, 신속하게 선택해야 한다. 당신은 신성한 타이밍에 의해 인도

될 것이다.

당신이 의식을 계획할 때, 당신의 현재 작업에 평온을 가져다줄 것이다. 경험을 즐기기 위해서 이 순간 평온을 유지하도록 한다. 의식을 진행하는 동안, 당신은 식물과 꽃에게 사랑과 감사를 주는 것이다. 이 의식은 당신이 플라워 테라피를 사용할 때 더욱 놀라운 결과를 이끌어 내는 데 도움이 되며, 힐링과 징후를 향상시킬 수 있다.

다음과 같은 의식은 우리가 사용하고 추천하는 것 중 하나이다.

꽃따기 의식

필요한 것:

- 현재 활짝 핀 꽃이 있는 식물. 활짝 핀 곳이 화병이든 땅이든 괜찮다.
- 길이가 30센티미터 정도 되는 하얀 리본.
- 깨끗하고 날카로운 가위 또는 정원용 가위 한 자루. 빠르고 매끄럽게 자를 수 있어야 한다.
- 식물과 요정에게 선물할 주스 한 잔이나 과일 한 조각.
- 꽃을 집으로 운반할 수 있는 바구니나 종이봉투.

의식을 하기 전날 저녁, 꿈속에서 추가적인 안내를 요청한다. 깨어난 후, 정화의 의도를 갖고 샤워나 목욕을 한다. 활력이 넘치는 몸을 깨끗이 씻어낸다. 당신이 정화되고 생기를 되찾는 느낌이 들면, 다음으로 넘어갈 준비가 된 것이다.

정오가 되기 전에 꽃을 찾아간다. 정오는 꽃이 가장 강력한 기운을 갖고 있을 때이다. 당신이 직접 키운 꽃도 좋고 아니어도 좋다. 꽃 앞에 서거나 앉는다. 눈을 감고 심호흡을 몇 번 한다.

다음과 같은 기도를 한다.

"내 앞의 힐링 플라워, 나는 당신의 도움을 요청하기 위해 오늘 여기에 왔습니다. 나는 꽃의 형상 속에 있는 당신의 힐링 에너지를 요청합니다. 지금 여기에 나와 함께하시기를 천사와 요정에게 부탁합니다. 이 꽃따기 의식의 모든 단계에서 저를 도와주십시오."

당신의 직관을 사용하여, 이 특별한 식물이 오늘 작업이 옳은 일인지 파악하라. 만일 당신이 불안하거나 의심스러운 감정을 느끼면, 또는 아니라는 직감이 들면 당신에게 맞는 식물이 아니다. 이 안내를 존중하고 따라야 한다. 그것은 같은 종의 식물이 더 잘 일치하는 것을 의미할 수 있다. 게다가 아마도 근처에 위치할 것이다. 만일 그 식물의 에너지가 더 잘 맞는 경우, 당신은 그것에 매료될 것이다. 당신이 받은 응답을 신뢰하고 좋은 느낌을 얻을 때까지 조정을 계속한다.

당신이 잘 맞는 식물을 찾은 후에, 당신은 잘 맞는 꽃을 찾아야 한다. 다음과 같이 말한다.

"천사와 요정이여, 내 현재 상황에 맞는 꽃을 아주 명확하게 내게 보여주십시오."

다시 말하지만, 당신의 직관에 세심한 주의를 기울여야 한다. 그것을 믿어라. 아마도 나비나 벌은 특정 꽃에 앉아서 여러분을 안내할 것이다. 또 다른 꽃으로 날아갈 것이고, 당신도 따라갈 수 있을 것이다.

당신은 안내된 꽃을 보고 놀랄지도 모르겠다. 그 꽃은 작을 수도 있고 불완전해 보일 수도 있다. 이것은 당신이 꽃집에서 볼 수 있는 꽃과 비교했기 때문이다. 당신은 겉으로 드러난 모습에 사로잡혀서는 안 된다. 천사들은 꽃에서 찾는 중요한 에너지가 무엇인지 말해 준다.

당신이 편안하게 꽃을 쥘 수 있기에 충분한 길이를 가진 줄기를 선택한다. 당신이 꽃을 자르려고 하는 위치에서 아래로 1.5센티미터 정도에 흰색 리본을 묶는다. 리본을 묶으면서 다음과 같이 말한다.

"힐링 선물로 이렇게 아름다운 꽃을 내게 주셔서 감사합니다.
이 리본으로 나는 당신에게 꽃따기를 준비하도록 허용합니다."

손바닥 위에 꽃을 올려놓는다. 에너지로 하얗게 빛나는 꽃을 바라본다. 당신의 욕망에 더 많은 에너지를 불어넣는 요정과 천사를 마음속으로 그려본다.

꽃을 딸 마음의 준비가 되면 다음과 같이 말한다.

"내가 이 꽃을 따면 그 에너지는 더 확대되고 강력해집니다."

다음과 같이 말하면서 식물에 감사한다.

"당신의 선물에 감사합니다. 나는 완결성과 고마움과 더불어
이 꽃을 사용할 것입니다."

식물에 대한 감사의 표현으로 몇 가지 과일이나 주스를 남겨 둔다. 이 에너지는 새로운 힐링 플라워를 만드는 데 도움이 된다.

당신은 지금 꽃을 집으로 가져갈 수도 있고, 다음 장에서 좋은 느낌을 갖도록 하는 방법을 취할 수도 있다. 당신은 자연, 요정과 천사로부터 매우 순수하고 신성한 선물을 받았다. 이 선물이 당신에게 주는 힐링과 축복을 즐기기 바란다.

꽃따기를 위하여

꽃은 주위에 아름다움과 행복감을 전해준다. 꽃은 즉시 방과 꽃이 있는 모든 곳의 분위기를 밝게 한다. 당신은 당신이 꽃의 변화 에너지와 힐링 에너지의 혜택을 누릴 수 있는 시간뿐 아니라 꽃을 즐길 시간도 연장하고 싶을 것이다.

그러나 당신이 잘라 내거나 고른 꽃으로 작업할 때, 그 꽃은 결국 시들고 말 것이다. 꽃이 시들어 버리는 데 걸리는 시간은 당신이 꽃으로 작업을 할 때 어떤 방법으로 하느냐에 따라 달라진다. 꽃들은 자신의 에너지를 모두 당신에게 주기 때문에 때때로 더 빨리 시들 것이다. 이것은 자연이 우리에게 주는 많은 선물 중 하나이다. 당신의 꽃이 사라질 때 기분 나빠하지 마라. 그 대신에, 당신은 자연의 도움을 얻게 되었음을 주목하기 바란다.

여기에 꽃의 수명을 연장하는 데 도움이 되는 몇 가지 요령이 있다.

- 수면 아래의 줄기를 자르는데, 직선으로 자르기보다는 어슷썰기처

럼 약간 각도를 주어 자른다. 볼 그릇에서 작업하면 쉽게 자를 수
있다.

- 꽃을 꽃병에 꽂았을 때 수면 아래에 있는 잎은 모두 제거한다.
- 꽃잎에 물이 묻지 않게 한다.
- 꽃이 성장할 때 박테리아를 방지하기 위해 물에 설탕 2티스푼과 식
  초 1티스푼을 넣는다.
- 매일 또는 이틀마다 꽃병의 물을 갈아 준다.

당신이 꽃병보다는 꽃꽂이 스펀지에서 꽃을 얻는다면, 방법을 약간
달리해야 한다. 꽃꽂이 스펀지가 담긴 용기에 물과 설탕과 식초를 섞는
다. 그런 다음에 이 혼합물을 꽃꽂이 스펀지에 붓는다.

꽃은 맨 처음 절단될 때, 물을 제대로 흡수하지 못하게 하는 줄기 내
에 갇혀 있던 작은 공기 방울이 나온다. 이 결과로 더 빨리 시든다. 꽃집
에서 미리 자른 꽃이라도 항상 집에 가져와서 다시 자름으로써 이런 현
상을 피할 수 있다.

꽃집에서 산 꽃

꽃집에서 산 꽃은 플라워 테라피를 하기에 매우 적합하다. 꽃집에서
는 싱싱한 꽃을 손쉽게 구할 수 있다. 싱싱하다는 것은 꽃이 식료품 가
게 같은 다른 곳에서 구입한 것보다 더 오래 지속된다는 것을 뜻한다.
가족 및 친구를 위한 꽃다발과 꽃바구니를 동네의 꽃집에 주문을 해서
단골관계를 맺는 것이 좋다. 꽃집에서 매일 플라워 테라피 주문을 얼마

나 받을지 생각해 보라. 결코 유쾌하지 않고 힘든 일일 것이다.

아마도 우리는 이 책에서 언급된 모든 꽃을 꽃집에서 찾을 수 없을 것이다. 어떤 꽃의 경우, 현지 원예점 또는 묘목장으로 이동하거나 자연 속에서 찾아야 한다. 또한 꽃을 피우는 기쁨을 경험하기 위해 가정에서 키우는 경우도 있다. 이 방법은 찾을 수 없는 꽃의 사진이나 이미지를 사용하기에 가장 좋은 방법이다.

시든 꽃으로 무엇을 할까?

꽃이 시드는 것은 자연스러운 현상이다. 그것 때문에 걱정할 필요는 없다. 그러나 꽃이 시들었을 때 그냥 쓰레기통에 버리는 일은 없기를 바란다. 버리는 대신에, 꽃을 어머니인 대지로 돌려보내 꽃이 당신에게 주는 에너지에 경의를 표하는 것이 좋다. 이렇게 하면 사용되는 에너지를 재활용하고 지구가 새로운 꽃을 만들 수 있다.

당신이 준비가 되면 시든 꽃을 정원 또는 공원으로 가져가서 땅 위에 두고 이렇게 말한다.

"힐링과 사랑의 아름다운 선물을 주셔서 감사합니다. 나는 내 주위의 이 꽃으로부터 많은 혜택을 받았습니다. 꽃들은 나에게 자신들이 할 수 있는 모든 것을 주었으며, 그래서 지금은 당신에게 꽃들을 돌려줄 차례입니다. 이 시든 꽃을 가지고 그들의 에너지를 흡수해 주십시오. 당신은 더 많은 힐링 플라워를 만들 수 있습니다. 감사합니다."

CHAPTER 3

플라워 테라피 힐링법

플라워 테라피는 힐링을 꽃의 색깔, 향기, 존재의 아름다움을 한껏 즐기는 우아하고 창조적인 예술 형태로 바꿔 놓는다. 꽃의 종류가 많은 만큼 플라워 테라피의 방법도 여러 가지가 있다. 이번 장에서는 몇 가지 믿을 만한 기술을 소개한다.

플라워 테라피를 통해 문제 상황을 다루고자 하는 특별한 상황에 처했을 때, 먼저 이 책의 제2부 플라워 테라피 디렉토리를 훑어보고 알맞은 플라워 에너지를 찾아보기 바란다. (만일 알맞은 것을 찾을 수 없다면, 당신이 끌리는 자연 또는 사진 속의 꽃을 참조한다.) 그런 다음 당신에게 가장 어필하는 방법을 따라 꽃을 선택한다. 당신의 직관은 가장 파워풀하고 효과적인 꽃으로 당신을 끌어당길 것이다. 일단 선택한 꽃에 편안함을 느끼면, 꽃과 연결되는 또 다른 창조적인 방법을 실험하기 바란다.

싱글-플라워(홑꽃) 명상

홑꽃을 선택한다. 이 꽃은 당신의 힐링 속성 또는 단순히 끌리는 느낌대로 선택한 꽃이 될 수 있다. 당신이 방해가 되지 않고 당신의 경험과 휴식을 즐길 수 있는 자리를 찾는다. 꽃을 앞이나 무릎 위에 놓는다. 꽃병을 좋아한다면 물이 담긴 작은 꽃병에 넣어도 괜찮다.

몇 초 동안 양손을 문지르고 나서 꽃 위와 주위에 놓는다. 당신이 꽃을 만질 필요가 없다. 그냥 꽃의 에너지와 연결시키기에 충분할 만큼 가까이 있으면 된다. 당신은 힐링 에너지를 감지하는 동안 손바닥에 공기 압력이나 따끔거리는 감각 등 약간의 변화를 느낄 것이다. 지금 당신이 필요한 어떤 것일지라도 도와달라고 다음과 같이 꽃에게 부탁하라.

"꽃님('장미'처럼 꽃의 이름을 사용해도 좋다.), 나의 꿈을 도와주세요. (돈을 벌거나 사랑을 하거나 힐링과 같은 당신의 관심사를 설명한다.) 나는 당신이 나를 위해 갖고 있는 힐링, 도움, 지침을 받아들일 준비가 되어 있습니다. 당신이 오늘 나를 위해 주는 메시지를 알게 하고 위로하는 마음을 느낄 수 있도록 해주시기 바랍니다. 나는 당신의 멋진 선물에 미리 감사드립니다."

이제 긴장을 풀고, 눈을 감고, 숨을 깊게 쉬자. 당신의 마음이 필요에 따라 어디든 가도록 내버려두자. 당신의 생각과 감정을 주목하라. 그 생각과 감정에는 힐링 메시지와 당신을 위한 가이던스가 포함되어 있다. 만일 당신이 산만해질 경우, 부드럽게 눈을 뜨고 당신 앞의 힐링 플라워에 다시 집중한다. 좋다고 느끼는 시간만큼 힐링 플라워와 함께 앉아 있도록 한다.

힐링 목욕(Healing Bath)

손에 세 송이의 꽃을 잡고 눈을 감는다. 힐링 받고 싶어 하는 자신의 욕망에 대해 생각한다. 준비가 되면, 조심스럽게 꽃에서 꽃잎을 따서 따뜻한 물이 가득한 욕조에 떨어뜨린다. 적어도 15분 동안 욕조에 몸을 담근다. (만일 직접 물에 꽃을 떨어뜨리는 게 불편하다면, 욕조 가장자리나 욕조 주위 바닥에 배치한다. 에너지가 방 안을 채울 것이고, 당신의 몸은 그것을 흡수할 것이다.)

작업이 완료되면, 꽃잎을 건조시켜 모은다. 이렇게 함으로써 꽃에게 감사하면서, 땅 위에 그 꽃잎들을 뿌린다.

꽃-향기 포커싱(Flower-Fragrance Focusing)

꽃 한송이를 들고 앉아서 눈을 감는다. 섬세한 향기와 에너지를 흡입한다. 흡입이 완료되면 꽃을 가슴에 밀착시켜서 (아마 브래지어나 셔츠 주머니가 밀착 위치가 될 것이다.) 하루 종일 그 힐링 향기를 계속 맡을 수 있도록 한다.

집 안 정화하기(House Clearing)

3부에 있는 플라워 테라피 차트와 2부의 리스트에 나열된 깨끗한 특성을 지닌 꽃을 수집한다. 예를 들어, 영혼을 정화시키고 깨끗하게 해주는 흰색 장미와 강한 에너지를 방출하는 오렌지색 백합을 사용할 수 있다. 거실이나 주방 등 집의 주요 지역에 꽃을 놓는다. 잘 보이는 곳에 있는 멋진 꽃병에 꽃을 꽂는다. 그 다음에, 꽃을 쥐고 다음과 같이 말한다.

"이 꽃이 우리 가족의 모든 부정적인 에너지와 모든 장애를 해소하고, 이 가정에 평안을 주기를 기원합니다. 이 꽃은 효과적이고 빠르게 내 가족과 나를 평화롭게 할 수 있습니다. 감사합니다."

꽃은 시들 때까지 그대로 방에 두면서 물을 자주 갈아 주어야 한다. 그 꽃들은 집 안에서 나쁜 기운을 흡수하는 만큼 빠르게 시들 수 있다. 이러한 상황이 발생하면, 꽃병에서 꽃들을 버리면서 꽃들에게 고마운 마음이 들 것이다.

차크라 밸런싱(Chakra Balancing)

차크라를 대표하는 무지개 색깔(빨간색, 주황색, 노란색, 분홍/녹색, 연한 파란색, 진한 파란색, 보라색)의 일곱 가지 꽃을 수집한다. 또는, 다음 표에서와 같이 각 차크라의 속성을 나타내는 일곱 꽃을 선택할 수 있다. 당신도 같은 꽃의 일곱 가지를 선택하고 각자 치유하고 다른 차크라를 지원하는 의도를 파악할 수 있다.

차크라	위치	해당되는 주제	색깔	해당되는 꽃
크라운 (Crown)	정수리 안쪽	내적자각능력 (Claircognizance)과 신성한 가이던스	로열 퍼플	튤립
제3의 눈 (Third eye)	눈 사이	예지력(Clairvoyance)	진한 파란색	재스민
목 (Throat)	목젖	커뮤니케이션, 당신의 진실을 말하기	연한 파란색	수선화
심장 (Heart)	가슴	사랑, 초지각 (clairsentience)	에메랄드 그린	빨간 장미
태양신경총 (Solar plexus)	위장	힘과 통제력	노란색	거베라 (Gerbera)
천골 (Sacral)	태양신경총 아래 7.5~10 센티미터	육체적 욕망, 식욕, 중독	주황색	동백꽃
근원 (Root)	척추의 맨 아래	돈, 주거지, 기초적인 물질적 요구와 같은 생존과 생계 문제	빨간색	데이지 (Daisy)

편안하게 침대에 누워서 휴식을 취하면 플라워 테라피를 통해 차크라 밸런싱을 이루게 된다. 다음으로, 몸의 부위에 따라 각 차크라에 해당하는 꽃을 배치한다. 만일 당신이 선호하는 경우에는 다른 사람이 당신에게 꽃을 배치할 수 있다. 꽃이 차크라와 관련된 주제에 도움이 되는지를 파악한다. 루트 차크라로 시작한다. 다음으로 천골 차크라의 꽃을

배치하기 전에 적어도 2분 정도 기다린다. 심호흡을 한다. 다음 단계로 이동하기 전에 좀 더 차크라에 흡수되도록 각각 2분을 더 주고, 나머지 꽃으로 계속한다.

15분 또는 그 이상 지난 후, 천천히 각각의 꽃을 제거한다. 루트 차크라에서 시작해서 크라운 차크라까지 작업한다. 앉아서 자신의 시간을 갖는다. 밸런스를 찾아 준 꽃들에게 감사한 마음을 갖고, 잔디나 공원의 외부에 꽃들을 뿌린다. 차크라 밸런싱은 힐링과 해독 작용을 한다. 그래서 작업이 끝난 후에 많은 양의 물을 마셔야 한다.

오러 스트로킹(Aura Stroking)

하얀 장미처럼 영혼을 깨끗하게 하고 정화시키는 꽃을 고른다. 당신의 오러(aura)를 통해 몸 전체의 주위에 꽃을 천천히 이동시킨다. 이렇게 하면 모든 스트레스 또는 긴장과 마찬가지로, 당신의 오러(aura)에서 낮은 에너지를 모두 말끔하게 없앨 것이다. 이러한 방법으로, 당신의 신성한 빛은 당신이 더 큰 의식을 할 수 있도록 더 밝게 빛날 것이다.

플라워 테라피 베개(Pillow Flower Therapy)

당신이 원하는 힐링 속성과 관련된 꽃의 액체 에센스를 베개에 뿌린다. (이 에센스를 만드는 방법에 대한 자세한 내용은 다음 장을 참조하라.) 또한 베개 안쪽에 꽃잎을 넣을 수 있다. 잠드는 동안에, 꿈속으로 그 힐링의 속성을 가져다 달라고 꽃에게 부탁하라. 베개 속에 넣을 때, 라벤

더는 특히 효과적인데 깊은 영감을 주고 원기를 회복시키는 잠을 자게
한다.

꽃 사진

당신이 사는 곳에 따라 어떤 꽃은 다른 사람보다 쉽게 얻을 수 있다.
그러나 천사는 꽃을 에너지로 작동하기 위해 반드시 실제 꽃이 필요한
것은 아니라고 말한다. 만일 꽃의 사진이 있다면 실제 꽃처럼 사용할 수
있다. 사진 앞에 앉아, 그것을 응시하고, 감탄하면서 바라보면, 꽃의 에
너지가 당신의 영감을 자극하도록 할 수 있다.

자신의 힐링 효과를 향상시키기 위해 당신의 필요에 맞는 꽃 사진을
가지고 다니기 바란다. 침대 주변, 냉장고 또는 작업 공간에서 다음을
놓는다. 당신의 가디언스를 믿고, 꽃 이미지가 필요하다고 느끼는 곳마
다 꽃 사진을 둔다. 이 책의 페이지는 꽃이 제공해야 하는 사랑 에너지
와 힐링 메시지로 채워져 있다. 단순히 2부에 실린 사진을 봄으로써, 플
라워 테라피가 작동하기 시작하는 것을 느낄 수 있다. 당신은 또한 당신
이 가이던스가 필요할 때 신탁으로써 디렉토리로부터 페이지를 무작위
로 설정할 수 있다.

플라워 테라피 씨앗(Flower Therapy Seeds)

근처의 원예용품점으로 가면 좋은 품질의 꽃 씨앗을 구입할 수 있다.
그 씨앗을 심기 전에 긍정적이고 진심어린 마음을 씨앗을 불어넣는다.

당신은 자연과 소통하고 있고, 도움이 필요한 모든 분야에 지원을 요청하고 있다. 당신의 손바닥에 씨앗을 쥔다. 마음의 눈으로 자신을 완전히 행복하고 건강한 이미지로 만든다. 당신의 소원이 받아들여지는 모습을 상상한다. 가능한 한 오래도록 이 이미지를 간직한다. 당신은 힐링, 예지력 증가 또는 풍요로움을 불러오는 것 같은 특정한 요구에 도움이 될 씨앗을 요청할 수 있다. 특별한 말을 하지 않아도, 당신의 의도와 감정 전달이 충분하다. 씨앗은 그 생각을 들을 수 있으며, 당신의 요청을 듣고 있다. 준비가 되었다고 느낄 때, 화단이나 화분에 씨앗을 심으면 된다. 물을 며칠마다 주면 새싹이 자라나는 모습을 보고 즐길 수 있다. 새싹이 더 크게 자라면, 새싹이 당신의 욕망과 희망에 더 많은 에너지를 주게 된다.

플라워 테라피 정원

플라워 테라피 식물을 위한 특별한 공간을 정원에 마련하자. 당신은 당신의 현재 상황에 도움이 될 다양한 꽃들을 재배할 수 있고, 또는 재배하여 증대된 한 종류의 에너지를 경험할 수도 있다. 자연이 힐링 식물들을 안내할 수 있다. 요정과 자연의 영혼은 당신의 정원에 있는 모든 것에 건강과 활력을 가져오고 그것에 대한 치료를 하는 데 도움이 된다. 이 장소에 아주 멋진 꽃, 조각상 및 결정체를 가진 아름다운 치유의 공간을 만들어 즐길 수 있다.

만일 당신에게 정원 공간이 없는 경우에도, 이러한 양식의 플라워테라피를 즐길 수 있다. 당신이 선택한 꽃을 화분이나 꽃병에 가득 채우고 그것들을 창틀이나 발코니 같은 집 주위에 배치하자. 당신은 함께 성장하는 하나 또는 여러 개의 서로 다른 꽃을 가지고 선택할 수 있다.

당신의 플라워 테라피 정원은 명상하고 천사와 연결하는 평화롭고 즐거운 장소가 될 것이다. 당신의 치료 꽃 옆에 앉는 것으로 모든 스트레스와 걱정을 해결할 수 있다. 가능한 한 그들과 함께 많은 시간을 보내는 것을 목표로 하자.

다른 사람에게 꽃을 보내기

당신은 당신의 도움을 고마워했던 친구나 가족이 있는가? 당신이 어떤 치유나 사랑스런 에너지를 정말로 주고 싶었던 누군가가 있는가? 민감한 사람으로서, 당신은 친구를 보고 고민하고 필요로 하는 사람을 찾을 수 있다. 당신은 어려움에서 벗어나고자 발버둥치는 친구나 가족을 찾는 도전적인 일을 할 수 있다. 그들은 당신이 그들을 돕는 것을 매우 못미더워하거나 몹시 못마땅해 할 수 있다. 그들의 의견을 존중하기 위해, 당신은 한 걸음 물러서서 그들이 당신의 도움을 요청할 때까지 기다릴 필요가 있다.

이러한 상황에서, 플라워 테라피는 놀라운 치유와 변화를 가져올 수 있다. 사랑하는 사람에게 꽃다발을 보내 보자. 그들은 당신이 선택한 꽃에서 나오는 에너지의 혜택을 누릴 수 있을 것이다. 그것은 당신이 누군가에게 줄 수 있는 정말 멋진 선물이다. 그리고 꽃을 거부하는 사람은 거의 없다.

치유의 도구로 플라워 테라피를 사용하는 경우, 당신은 각 상황에 완벽하게 맞는 꽃꽂이를 할 수 있다. 예를 들어, 슬픔을 치료하는 글라디올러스, 우울증을 벗어 버리는 해바라기, 또는 금전적인 도움을 위한 노란색 백합을 한 다발 보낸다. 가까운 꽃집에 가서 필요에 맞게 꽃다발을 만들어 달라고 하자. 당신은 사랑하는 사람들에게 당신이 왜 꽃을 보내는지, 그 꽃이 어떤 역할을 하는지에 대해 이야기할 필요는 없다. 치유 과정은 확실하게 움직일 것이다. 이제 당신은 앉아서 기적이 이루어지는 것을 즐기면 된다.

CHAPTER 4

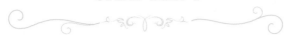

플라워 에센스와 주입(플라워 에센스 우려내기)

플라워 에센스는 진동준위에서 작동하는 에너지 약이다. 그들은 당신의 에너지의 장에서 최초의 지주를 변경하는 데 도움을 주고, 육체적 수준으로 옮겨간다. 제대로 준비하면 에센스에는 꽃의 물리적 특성이 포함되지 않는다. 대신, 동종 요법에서와 같이, 당신은 물에 꽃의 에너지 청사진을 전송하고, 꽃의 에너지를 옮겨 받는다. 당신이 받아들이는 것은 매우 안전하고 현재 복용 중인 다른 약물을 방해하지 않는다. 이 점은 확실하다.

플라워 에센스를 만들기 전에, 당신은 잘 쉬었는지 공급이 모두 준비되어 있는지 확인해야 한다. 당신이 선택한 신선한 꽃을 모아 놓는다. 에센스마다 꽃 하나를 사용하는 것이 가장 좋다. 자연적으로 피어 있는 상태에서 꽃을 선택하는 것이 이상적이지만, 당신이 찾을 수 없는 꽃은 구입을 해도 괜찮다. 당신의 절실한 욕구와 의도가 이런 작업 과정을 만들기 때문에 꽃이 어디에서 왔는지는 그다지 중요하지 않다. 꽃이 신선함을 유지하도록 당신이 에센스를 만들기 전에 꽃들을 모으면 된다.

당신은 또한 다음과 같은 것들이 필요하다.

- 유리볼(bowl)
- 유리볼 안쪽에 딱 맞는 유리컵
- 호박색 유리 스포이드 병(15㎖ 용량)
- 순수한 샘물
- 보존제로 쓸 브랜디나 글리세린

이 작업은 화창한 아침에 하는 것이 좋다. 당신이 방해받지 않는 어느 정도 한적한 장소로 나가자. 공원은 이런 목적을 위해 좋은 장소이다. 당신이 밝은 햇빛 아래 있는지, 당신의 에센스가 오가는 행인에 의해 놀라지는 않는지 확인하자.

일단 자신이 있는 위치에서 바닥에 유리볼을 놓는다. 유리볼이 안정되게 놓였는지, 혹시 그 밑에 화재를 일으킬 이물질은 없는지 확인한다. (유리와 물을 통해 햇빛이 굴절할 때 화재의 위험이 있다.) 근처의 다른 용품들을 가지런히 정리한다.

앉아서 유리볼 위의 꽃을 잡고 눈을 감는다. 에센스가 될 수 있는 것을 꽃에게 말로 요청한다.

"꽃이여, 물속으로 치유 에너지와 강력한 진동을 보내 주시기 바랍니다. 나는 이 과정에서 천사와 요정에게 도움을 요청합니다. 난 단지 치유의 사랑과 빛이 물속으로 전해지기를 바랍니다. 이외 나머지는 모두 용해됩니다."

유리볼 안에 컵을 놓고, 꽃을 찌부러뜨리지 않고 컵 안에 넣을 수 있을 만큼 많은 꽃을 컵에 놓는다. 유리볼에 샘물을 조심스럽게 붓는다. 물은 컵 안의 꽃이 잠길 정도가 되어서는 안 되고, 실제로 컵 안으로 물이 흘러들지 않아야 한다. 꽃이 담긴 컵은 물이 담긴 유리볼 위에 있지만, 물에 닿은 꽃은 없어야 한다. 에센스를 만드는 이 '간접적' 방법은 매우 쉽고 안전한 방법이다. 꽃의 에너지는 쉽게 유리를 통해 전달된다.

꽃은 적어도 4시간 동안은 물 없이 햇빛 아래에 있을 수 있다. 그 후, 꽃들에게 다음과 같이 감사의 말을 한다.

"내가 새롭고 흥미로운 방법으로 당신의 사랑과 빛을 나눌 수 있게 허락해 주어 감사합니다."

이제 유리볼 안에 있는 컵을 조심해서 꺼내자. 그리고 그 안에 꽂혀 있는 꽃들은 대지의 품으로 돌려보내도록 하자. 유리볼 안에 있는 물은 더 이상 일반적인 물이 아니다. 꽃이 가지고 있는 에너지와 떨림을 담고 있는 에센스인데, 이를 마더 에센스(Mother Essence)라고 한다. 마더 에센스가 가지고 있는 에너지를 계속 보존하기 위해서 갈색 스포이드 병에 마더 에센스를 반쯤 채우고 나머지 반은 보존제(브랜디나 글리세린)를 채운다. 그 다음 뚜껑을 닫고 서로 섞일 수 있게 충분히 흔들어 줘야 한다.

마더 에센스가 주는 향을 음미해 보자. 여러분에게 스며드는 그 느낌과 떨림을 맛보기 바란다.

스톡 보틀 만들기

에센스를 사용하려면 먼저 스톡 보틀(stock bottle)을 만들어야 한다. 그래야 에센스의 에너지를 더 강하고, 더 효과적으로 만들 수 있다.

갈색 스포이드병에 보전제를 채운 후 마더 에센스 다섯 방울을 떨어뜨린다. 그리고 뚜껑을 닫고 잘 흔들어 준다. 그리고 몇 분 동안 잠시 그 병을 가만히 놓아두어야 하는데 이것은 에너지가 골고루 퍼지게 하기 위해서 그런 것이다. 병 옆에 백수정을 같이 놓아두면 에센스가 가지고 있는 에너지를 더 높일 수도 있다.

다음과 같이 다양한 방법으로 스톡 보틀을 사용할 수 있다.

• 개인적으로 사용할 투약병 만들기: 갈색 스포이드병에 보존제를 1/3만큼 채우고 2/3는 샘물로 채운다. 그리고 에센스 다섯 방울을 떨어뜨린다(최대 여덟 방울까지 떨어뜨릴 수도 있다). 추천 복용량 은 하루에 두세 번 정도 혀 위에 떨어뜨리는 것이지만 여러 번 원 하는 만큼 해도 상관은 없다.

• 마시는 물에 다섯 방울을 떨어뜨리고 한두 시간에 걸쳐 조금씩 마 신다.

• 손바닥 위에 몇 방울 떨어뜨린 후 손을 비비면서 에너지를 느껴 볼 수도 있다.

• 물뿌리개에 다섯 방울을 떨어뜨리고 정원에 물을 줄 때 사용한다.

• 스프레이 병에 다섯 방울을 떨어뜨리고 여러분 자신이 집안 곳곳 에 뿌린다.

인퓨전

인퓨전(infusion)은 애정과 정성으로 만든 허브 차이다. 꽃의 에너지를 담고 있는 인퓨전을 마시는 것은 마음을 여유롭게 만들어 주는 플라워 테라피의 효능을 얻을 수 있는 방법 중 하나이다. 차를 만들기 위한 준비 과정부터 마음을 여유롭게 할 수 있다. 모든 꽃들을 안심하고 달여마실 수 있는 것은 아니고, 다음에 나오는 허브와 꽃들은 달여 마실 수 있다.

- 금잔화(Calendula)
- 캐모마일(Chamomile)
- 민들레 잎(Dandelion Leaf)
- 민들레 뿌리(Dandelion Root)
- 에키나시아 뿌리(Echinacea Root)
- 유칼립투스 잎(Eucalyptus Leaf)
- 히비스커스 꽃(Hibiscus Flower)
- 재스민(Jasmine)
- 라벤더(Lavender)
- 시계꽃(Passionflower)
- 로즈버드(Rosebud)
- 로즈 힙(Rose Hip)
- 세인트존스워트(Saint-John's-Wort)

허브는 반드시 믿을 수 있는 곳에서 구입을 해야 한다. 그리고 차로 달여서 마실 수 있는 것만 골라야 한다. 식물에는 다양한 종들이 있으며, 그것들 중 일부는 겉모습이 매우 비슷해 보여도 서로 완전히 다른 화학 성분을 가지고 있을 수 있다. 그렇기 때문에 야생 허브와 야생화는 특별히 더 조심해야 한다.

여러분은 한 가지 재료만 넣고 차를 끓여 마시거나 몇 가지 허브를 조금씩 섞어서 여러분만의 혼합 비법을 만들어 마실 수도 있다. 일반적으로는 한 컵당 말린 허브를 찻숟가락으로 하나를 넣는다. 자신만의 플라워 테라피 인퓨전을 만들고 싶다면 다음에 나오는 레시피를 따라 하기 바란다.

허브차 만들기

1. 샘물이나 정수된 물을 끓인다.
2. 물컵 한 개당 찻숟가락으로 한 하나 정도의 허브를 계산해서 그만큼을 찻주전자나 티 볼(tea ball: 찻잎을 넣어 우리는 데 쓰는, 작은 공 모양의 철망)에 넣는다. 아니면 물 컵에 곧바로 허브를 넣고 마셔도 된다.
3. 물이 너무 뜨거우면 안 좋을 수 있으므로 찻주전자나 컵에 뜨거운 물을 붓기 전에 차가운 물을 조금 부어 준다.
4. 찻주전자 뚜껑을 덮거나 컵을 쓸 때는 컵받침을 컵 위에 올려놓도록 하자. 이렇게 해야만 증기가 빠져나가는 것을 막아 더 좋은 인퓨전을 만들 수 있다.
5. 15분 정도 기다린 다음 뚜껑을 열거나 컵받침을 내려놓고 플라워 테라피 인퓨전을 음미해 보자.

허브차 효능

정신을 맑게 하는 것

- 라벤더(Lavender)
- 에키나시아 뿌리(Echinacea Root)
- 재스민(Jasmine)

사랑할 때 좋은 것

- 로즈버드(Rosebuds)

정신적인 안정이 필요할 때

- 라벤더(Lavender)
- 캐모마일(Chamomile)
- 세인트존스워트(Saint-John's-Wort)

가족 유대감에 좋은 것

- 히비스커스 꽃(Hibiscus Flower)
- 민들레 잎(Dandelion Leaf)

기운을 복돋워 주는 것

- 에키나시아 뿌리(Echinacea Root)
- 금잔화(Calendula)
- 재스민(Jasmine)

CHAPTER 5

꽃을 이용한 점술

점술(divination)은 신으로부터 답을 얻는 행위이다. 점술은 수세기에 걸쳐 행해지고 있으며 꽃도 오래된 점술 도구 중 하나이다. 현재 우리는 주위에서 타로 카드로 점을 보는 곳을 흔히 볼 수 있다.

타로 카드는 매우 단순하면서도 효과적인 도구로 카드를 섞기만 하면 그 자리에서 바로 질문에 대한 답을 얻을 수 있다. 타로 카드는 또한 각 카드마다 세세한 메시지까지 담고 있으며 쉽게 해석될 수 있다. 또 다른 점술은 물 안에 왁스를 떨어뜨려 왁스가 어떻게 변해 가는지를 지켜보는 것이다. 오래 전부터 행해지고 있는 점술 도구 중 하나는 룬 문자(Runic alphabet: 초기 게르만 민족이 1세기경부터 쓰던 특수한 문자)를 작은 돌에 새겨 놓고 그 안에 각각의 의미를 담아 메시지를 전달하는 것이다. 점을 보는 사람 앞에 룬 문자들을 놓고 그 안에서 무작위로 뽑으면 그 안에 질문에 대한 답이 들어 있다.

점술은 끌어당김의 법칙 아래 움직인다. 신으로부터 정보를 얻을 때마다 그 안에서 완벽한 메시지를 함께 얻을 수 있다. 여러분이 답을 얻고자 청할 때마다 우주는 여러분에게 정확히 갈 길을 안내해 준다. 신이 알려주는 길이기 때문에 여러분은 절대 실수를 할 수가 없다. 끌어당김의 법칙은 항상 여러분에게 직접 올바른 정보를 제공한다.

꽃으로 보는 점

오래 전부터 수많은 사람들이 점을 보는 도구로 꽃을 사용해 왔다. 심지어 신적인 존재를 믿지 않는 사람들조차 그렇게 해 왔다. 어렸을 때로 거슬러 올라가 보자. 꽃잎을 하나씩 떼어 내며 "그는 나를 좋아해, 그는 나를 좋아하지 않아"라고 했던 기억들이 있을 것이다. 플라워 테라피 점은 예스와 노 두 가지 중의 하나로만 답을 얻고자 할 때 가장 좋다.

하는 방법은 아주 간단하다.

1. 천사들에게 예스와 노 둘 중의 하나로만 대답을 들을 수 있는 질문을 해 보자. 여러분 마음속에 있는 것이라면 어떤 것이든 상관없다. 천사들에게 질문할 때 특별한 말이나 기도 같은 것을 하지 않아도 된다. 여러분의 심장과 마음만 활짝 열어 놓으면 된다.

2. 여러분이 좋아하는 꽃을 선택한다.

3. 예스와 노를 반복하면서 그때마다 꽃잎으로 하나씩 조심스럽게 떼어 낸다.

4. 마지막 꽃잎을 떼어 낼 때 하게 되는 말이 여러분의 질문에 대한 대답이 된다.

이 간단한 방법은 여러분의 질문과 관련이 있는 특성을 지니는 꽃들을 선택하면 더 좋을 수 있다. 예를 들어 사랑에 관한 질문이라면 빨간 장미의 에너지와 함께하는 것이 좋다. 그런 꽃들을 직접 키우든 꽃가게에서 사든, 어느 쪽도 괜찮다. 그 꽃 안에 있는 에너지는 다 똑같이 전해진다. 힐링 메시지는 모든 꽃 안에 들어 있다.

혹시 무엇을 물어 보아야 할지 망설이고 있다면 다음에 나오는 질문들 중에서 선택할 수도 있다.

- 지금 하고 있는 일이 나에게 맞나요?
- 지금 내가 수강하고 있는 코스가 내 정신 건강에 도움이 되나요?
- 내가 처한 지금의 상황에 필요한 정보를 더 가져야 하나요?
- 내가 지금 제대로 된 길을 가고 있는 것인가요?
- 내가 지금 만나고 있는 사람이 정말로 내가 마음속 깊이 좋아하는 사람인가요?
- 이 직업을 가질 수 있을까요?

플라워 테라피 리딩

플라워 테라피 리딩(reading)을 하는 것은 그 자체가 매우 쉬우면서 수많은 이점을 가질 수 있다. 여러분 자신뿐만 아니라 가족, 친구, 동료들 모두에게 이로움을 줄 수 있다. 모든 사람들은 꽃이 주는 힐링 에너지를 통해 이로움을 받을 수 있다.

지금 바로 여러분의 마음속 깊은 곳에 있는 여러분의 자아가 플라워 테라피 리딩을 하지 말라고 여러분에게 말하는 소리를 들을 수도 있다. 귀담아 듣지 말기 바란다. 심호흡을 하면서 긴장을 풀고 여유를 갖자.

깊은 안정과 평온의 상태로 빠져들면 여러분의 수호천사가 말하는 소리를 귀 기울여 들을 수 있게 된다. 천사들이 플라워 테라피 리딩을 통해 얻을 수 있는 것과 나눠 줄 수 있는 것이 있다고 소리쳐 말하는 것을 들을 수 있을 것이다.

많은 사람들이 리딩을 통해 정확한 의미 전달을 하기 위해서는 자신의 삶에 녹아든 날카로운 통찰력이 필요하다고 생각한다. 하지만 여기서는 그 정도까지 필요 없다. 우리 모두는 정신을 가지고 있는 존재이다. 우리 모두는 직관이라는 선물을 가지고 태어났으며, 우리 모두 정신 안에 존재하는 통찰력을 가지고 있다. 그런 능력들을 높이려고 애쓰지 않아도 된다. 여러분이 지금 가지고 있는 것만큼으로도 충분하다. 차이가 있다면 직관과 통찰력이 여러분의 정신 안에 있다고 아는 것과 그런 능력이 전달해 주는 것들을 믿는 것의 차이이다. 처음에 여러분이 내린 결정에 대해 조금은 의심쩍어 할 수도 있지만, 어떤 식으로든 계속해서 실천에 옮겨야 한다. 여러분이 듣고, 보고, 느끼고, 생각하는 모든 것을 스스로에게 외쳐라. 그러면 여러분은 긍정적인 생각을 가지게 될 것이고, 여러분 자신은 놀라운 정신세계의 소유자가 될 것이다.

자연과 신 그리고 천사들 모두 여러분을 기꺼이 도울 준비가 되어 있다. 그들 모두는 여러분이 진실된 열망을 가지고 있다고 판단되면 그들이 가진 능력들, 즉 전지전능한 힘을 최대한 발휘해 여러분을 그 즉시 도울 것이다. 여러분이 다른 사람을 돕고 힐링시키는 데 초점을 맞추고 있다면, 그들의 메시지들이 순수하고 정확하게 여러분에게 전해 옴을 느낄 수 있게 된다. 리딩은 친구나 가족들에게 주는 방법과는 다른 방법으로 길 안내와 힐링을 전해 준다. 리딩을 통해 다른 사람들이 최근에 겪고 있는 어려움들을 찾아볼 수 있고, 그 사람들이 어떻게 하면 난관을 뚫고 헤쳐 나올 수 있는지를 찾을 수도 있다. 다른 사람들의 어려움을 빠르고 효과적으로 치유해서 여러분을 사랑하고 따르는 사람으로 연대를 맺도록 하자.

일단 여러분이 리딩을 하기로 했다면 밑에 설명해 놓은 방법들을 따라하고 싶어질 것이다. 하지만 이것은 일단 여러분이 시작을 하고 난 이후의 길 안내이다. 그러므로 무엇인가 변화를 원하고 한 단계 더 높게 도약하고 싶다면 일단 시작하기 바란다. 여러분이 확신에 차고 편안하게 될 때까지 계속해서 창의력을 발휘해 여러분 자신의 것으로 만들기 바란다.

어떤 리딩이라도 하기 전에 먼저 분명한 자세를 가지고 있어야 한다. 그런 자세를 유지하기 위해서는 많은 방법들이 있는데, 그중에는 차크라를 정화하고 균형을 맞추는 것도 포함된다. 3장에서 이야기했던 것처럼 깊이 지니고 있어야 하는 습관이다. 몸 안에는 작은 차크라들이 수없이 많지만 7개의 중요한 차크라만 확실히 하면 된다. 이 차크라만 확실하게 정화시킨다면 파급 효과로 인해 작은 차크라들까지도 영향을 받게 된다. 차크라를 깨끗이 정화하면 여러분이 일할 때나 쉴 때나 놀 때나 여러분의 삶 자체를 좀 더 균형 잡히게 할 수 있다. 차크라를 깨끗이 정화하는 방법은 많은데, 다음에 여러분이 할 수 있는 몇 가지 방법들을 정리해 놓았다.

차크라를 정화하는 방법들

- 꽃 에센스로 만든 스프레이 사용
- 바다 소금물로 목욕하기
- 큰 바다에서 수영하기
- 풀밭에 10분 동안 누워 있기
- 플라워 에센스나 인퓨전 마시기
- 흰 장미를 차크라들 위에서 움직이기
- 각각의 차크라 위에 백수정을 잠시 동안 올려놓기
- 천사들을 불러 보기

다음에 나오는 내용들은 대천사 미카엘(Michael)의 에너지를 받아 차크라를 좀 더 빠르고 간단하게 정화할 수 있는 방법이다.

대천사 미카엘에게 기도하기

잠시 동안이라도 그 어떤 방해도 받지 않는 조용한 장소에서 편하게 앉아 숨을 깊이 들이마시고 조용히 눈을 감는다.

그리고 대천사 미카엘에게 여러분의 차크라들을 정화시켜 달라고 간청하자. 계속해서 숨을 깊게 들이마시면서 여러분의 차크라 근원에 집중을 하고 다음과 같이 말한다.

"대천사 미카엘이시여, 저의 차크라 근원을 깨끗이 하고 균형
을 잡을 수 있도록 도와주세요!"

숨을 깊게 들이마시고 몇 초간 참은 후 내뱉자. 숨을 내뱉음과 동시에 여러분 안에 있는 그 어떤 부정적인 것들도 모두 함께 뱉어 내야 한다. 이런 식으로 일곱 개의 차크라들을 하나씩 차례대로 깨끗이 정화해 나가자. 그리고 그 과정을 모두 마치고 난 뒤 마지막으로 숨을 깊게 들이마시고 잠시 숨을 멎고 다음처럼 이야기를 하면 된다.

"감사합니다, 대천사 미카엘님! 제 육체와 정신을 짓누르고 있던 모든 것들을 거두어 주시고 제 차크라들을 균형 잡힐 수 있도록 해 주셔서 감사드립니다."

플라워 테라피 리딩 실행하기

누군가를 위해 리딩을 할 때는 사전 준비가 무엇보다 중요하다. 여러분들 모두 리딩 공간 안으로 급작스럽게 만들어진 에너지를 전해 주는 것을 원하지는 않을 것이다. 리딩의 대상이 되는 상대방과 함께 조용히 앉아 그에게 사랑과 열정의 에너지를 전달한다.

우리는 모든 것을 다 안다고 잘못 생각하고 있다. 하지만 우리의 정신은 모든 상황들을 속속들이 다 알 수는 없다. 우리는 단지 하늘이 전하는 메시지들을 받아들일 뿐이다. 만약에 혼동스럽다고 느껴진다면 리딩을 받는 사람에게 편하게 질문을 던지거나 좀 더 세세한 부분들까지 물어 봐야 한다. 이렇게 해야 좀 더 정확하고 자세한 답변을 할 수 있게 된다.

리딩을 시작할 때는 아무런 방해도 받지 않는 안락한 장소에서 하는 것이 좋다. 리딩을 하는 대상이 친구나 고객이라면 그 사람들이 편하게 앉아 있을 수 있는 자리를 마련하도록 하자. 메모를 할 수 있게 펜과 종이를 준비하고 마음속으로 준비가 될 때까지 심호흡을 하자. 그리고 난 후 다음처럼 말하면서 천사들을 불러 보자.

> *"천사들이여 지금 내 곁에 함께해 주세요. 지금의 플라워 테라피 리딩이 끝날 때까지 저를 지켜 주세요. 모든 두려운 에너지들을 물리치기 위해 대천사 미카엘님을 불러 봅니다. 확신을 가지고 힐링 메시지들을 전할 수 있도록 해 주세요. 제가 모든 사실들을 분명하고 정확하게 알 수 있도록 하시어 당신의 가르침을 제 고객에게 쉽게 전할 수 있도록 해 주세요. 지금하는 리딩이 사랑과 힐링으로 충만되도록 간청하고 또 간청합니다."*

여러분 마음속으로 살며시 질문을 던지면 그것은 천사들과 대자연의 품으로 전해진다. 이때 하는 질문은 다음처럼 특정한 질문일 수도 있다. "지금 내 앞에 있는 사람이 새로운 일거리를 찾는 데 있어 무엇이 어렵게 하고 있나요?" 아니면 또 일반적인 질문으로 다음과 같이 해도 된다. "지금 내 앞에 있는 사람이 알고 있어야 하는 것은 무엇인가요?"

긴장을 풀고 편안한 마음으로 대답이 올 때까지 기다리자. 그 대답은 아마도 생각, 비전, 단어, 느낌으로 올 수 있을 것이다. 그러면 여러분은 그 메시지들을 적거나 큰 소리로 말해야 한다.

여러분 앞에 아름다운 꽃다발을 품에 안고 서 있는 천사들의 모습을 떠올려 보자. 그리고 꽃다발 속의 꽃들을 가까이에서 자세히 들여다보

자. 이때 그 모습을 적어 놓고 싶어질 것이다. 각각의 꽃들을 통해 깊은 인상을 전달받게 되는데 각각의 꽃들이 담고 있는 의미는 2부에서 찾아보면 된다.

다른 방법으로는 질문을 한 후 이 책을 무작위로 펼친다. 그리고 순전히 직감에 의지해 선택된 페이지 안에 있는 꽃들 중 하나를 통해 여러분이 듣고자 하는 힐링 메시지를 받을 수 있다. 이런 방법을 통해 해답을 찾을 수도 있다.

어떤 방법을 쓰든 리딩을 할 수 있어야만 더 도움이 되는 힐링 처방을 내릴 수 있다는 점을 기억하기 바란다. 여러분이 떠올린 꽃이든 책에서 무작위로 선택된 꽃이든 그 꽃을 가지고 여러분 자신이나 상대방과 함께 궁금한 점을 풀어가야 한다.

예를 들어 여러분이 지금 새로운 연인을 만나 사랑에 빠지고 싶다면 리딩은 아마 빨간 장미의 에너지가 필요하다고 여러분을 안내할 것이다. 그러면 리딩을 끝낸 후 여러분은 장미들이 전해 주는 에너지를 좀 더 가까이에 두어야 할 필요가 있다. 이때 집에 장미꽃이 있다면 그것을 사용하고, 없다면 사진 속에 있는 장미를 사용해도 된다. 그리고 여러분이 좋아하는 플라워 테라피 방법들을 통해 장미꽃을 이용하면 된다.

플라워 테라피 리딩은 모든 사람들에게 사랑스러운 선물이다. 플라워 테라피 리딩은 여러분과 고객이나 친구 모두에게 희망과 즐거움을 준다.

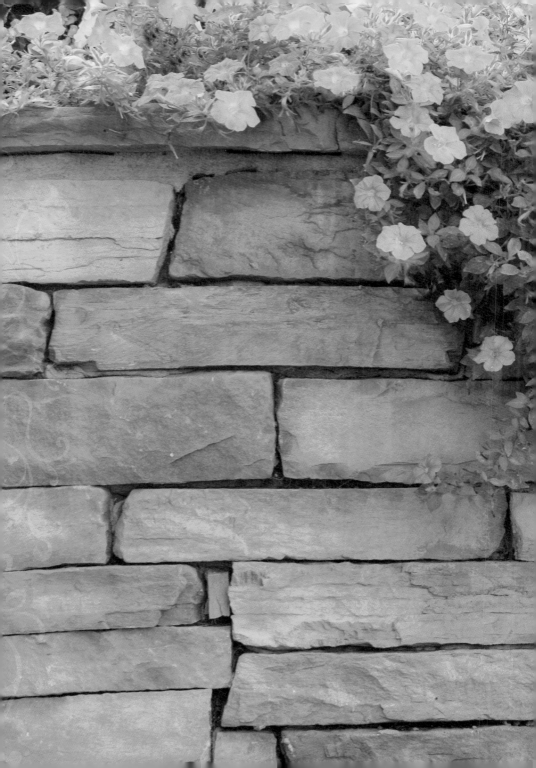

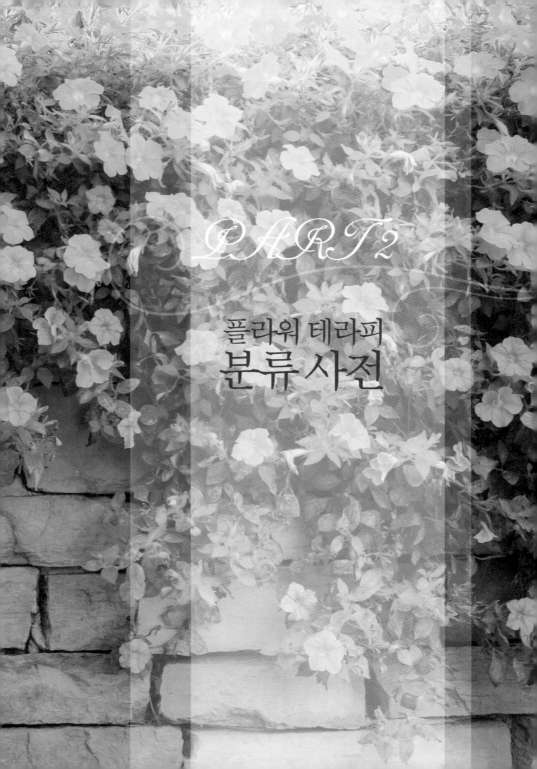

PART 2

플라워 테라피
분류 사전

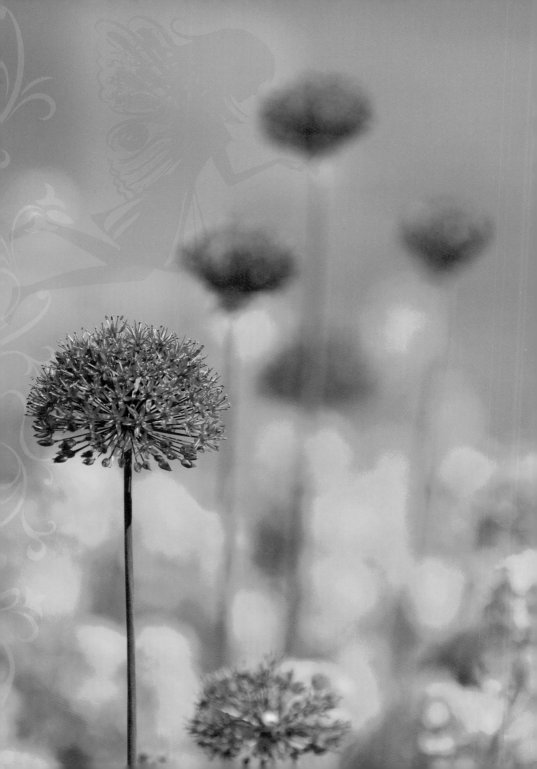

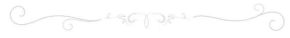

이 책에서 다루지 못한 꽃

　　모든 꽃들은 플라워 테라피에서 힐링 도구로 사용할 수 있다. 책이라는 공간의 제약 때문에 여기서는 많이 사용하는 꽃 88가지만 설명했다. 여기에 나오는 꽃들은 대부분 구하기가 쉬울 텐데 혹시 여러분이 원하는 꽃을 구하기 어렵다면 그 꽃이 있는 사진이나 아니면 안개꽃 혹은 패랭이꽃을 대신 사용해도 된다.

　　여기에서 언급하지 않은 꽃들은 좋지 않거나 효능이 없다고 생각하지 말기 바란다. 대지와 더 깊은 단계 속에서 밀접한 유대감을 지속하기 위해 계속적인 노력을 기울여야 한다. 지역 특색을 가지고 있는 꽃들도 어떻게 힐링에 사용될 수 있는지 끊임없이 탐구해야 한다.

　　꽃 이름을 잘 모르겠는데도 그 꽃을 왠지 알아가고 싶을 때가 있다. 내면에서 알려주는 것을 믿으면서 꽃에 대해 알아가도록 해야 한다. 그러면 그 꽃이 가지고 있는 효능을 알게 될 수도 있다. 그리고 사용하기 전에 조금의 연구 조사를 해야 한다. 꽃을 직접 만지지 말고 눈으로만 바라보는 것이 좋을 수도 있다. 예를 들어 덩굴 옻나무가 보기 좋다고 직접 키울 수도 있겠지만 그것보다는 원래 있던 자리에서 자랄 수 있게 그냥 두는 것이 제일 좋다.

　　여러분을 해칠 수 있는 그런 꽃들은 채취하지 말아야 한다.

이 책에서 언급하지 않은 꽃들 중에서 힐링 에너지를 가지고 있는지를 알아보기 위해서는 다음 방법들을 이용할 수 있다.

1. 좀 더 자세히 알고자 하는 꽃의 표본을 구한다. 이때 제일 좋은 것은 살아 있는 신선한 꽃이다. 직접 구할 수 없다면 꽃 사진을 사용해도 된다.

2. 꽃 옆에 앉는다. 사진 속의 꽃이라면 옆에 두고 외부에 있는 나무에 핀 꽃이라면 그 옆에 가서 앉는다.

3. 눈을 감고 몇 차례 심호흡을 하면서 꽃에 집중한다.

4. 준비가 되었다고 생각되면 눈을 뜨고 꽃을 향해 천천히 응시한다. 꽃과 함께 있는 순간을 즐겁게 맞이하면서 마음속에 떠오르는 생각이나 인상 그리고 여러분이 느끼게 되는 감정에 주의를 기울이자.

5. 꽃에 대해 더 많이 알고 싶으면 꽃에게 어떤 식으로 도움을 줄 수 있는지 물어 보자. 긴장을 풀고 가만히 앉아 자연스럽게 전해지는 이야기들에 귀를 기울이자.

6. 모든 것을 받아들였다고 생각된다면 꽃에게 감사의 말을 전하면 된다. 이제부터 여러분은 그 꽃과 더 깊은 단계에서 함께할 수 있으며, 왜 그 꽃에 끌리게 되었는지를 알게 될 수 있다. 흥미로운 사실은 이렇게 해서 알게 된 꽃은 여러분이 최근에 겪고 있는 문제들과 연관되어 있는 경우가 많다. 자연이 여러분에게 선물한 완벽한 친구와 같다.

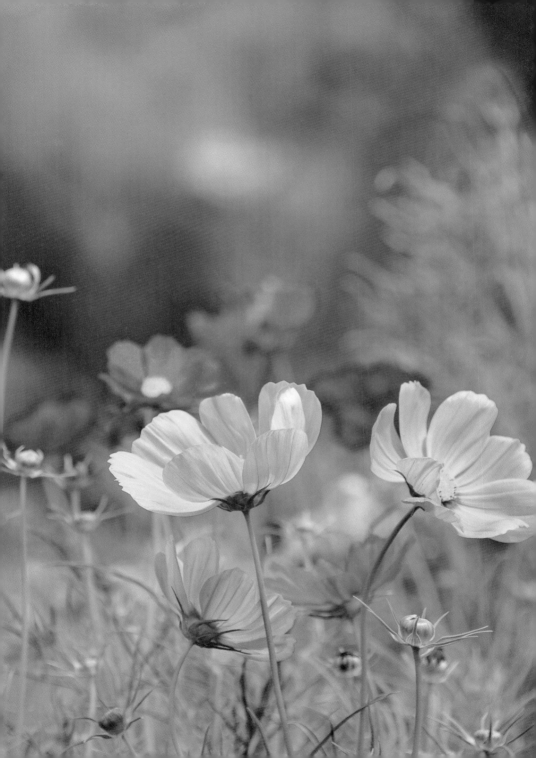

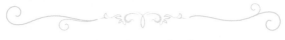

꽃 분류 사전

이 사전에서는 플라워 테라피에서 이용되는 88가지의 꽃들을 상세하게 설명해 놓았다. 다음에는 각각의 꽃들을 어떻게 설명해 놓고 있는지 세부 항목들에 대한 내용이다.

이미지 부분

설명하려는 꽃에 대한 사진을 담고 있는데 이 사진을 힐링 도구로 사용해 옆에 두고 천천히 바라볼 수도 있다. 책에 있는 꽃 사진을 통해 전해오는 힐링 에너지들이 몸 안에 퍼지는 것을 느끼게 될 것이다. 모든 이미지는 꽃이 담고 있는 에너지를 해답과 함께 스며들게 한다.

설명 부분

꽃 이름으로 시작되며 다음과 같은 내용들을 담고 있다.

다른 이름: 흔하게 부르는 꽃 이름이 한 개 이상일 때 여기에서 다른 이름들도 알려 준다.

학명: 꽃의 종속명을 설명하는 부분이다. 속명 뒤에 'spp.'가 있으면 그 속에 포함되는 몇 개의 종들이 있다는 뜻이다.

흔한 품종들: 한 꽃의 과(科) 안에 수많은 종(種)들이 있을 때는 가장 많이 알려져 있는 종들을 알려 준다.

에너지 특성: 각 꽃들이 가지고 있는 에너지와 힐링 특성을 설명한다.

대천사: 꽃들이 가지고 있는 에너지와 관계가 있는 대천사들을 설명한다.

차크라: 꽃들이 가지고 있는 에너지와 관계가 있는 차크라들을 설명한다.

힐링: 꽃을 사용해서 할 수 있는 힐링의 종류들을 설명한다. 이 부분에서 각각의 꽃들이 가지고 있는 힐링 팁들을 알 수 있다.

꽃이 전하는 메시지: 이 부분은 꽃이 직접 전해 주는 메시지들을 담고 있다. 꽃이 여러분에게 직접 전하는 말을 들으면 여러분의 질문에 대한 해답을 찾을 수 있다.

01. 아프리카 제비꽃
African Violet

학명: Saintpaulia spp.

에너지 특성: 정화, 정제, 가정이나 사무실 공기 정화, 낮은 곳에서 높은 곳으로 에너지를 퍼지게 한다.

대천사: 카무엘(Chamuel), 메타트론(Metatron), 미카엘(Michael), 라파엘(Raphael)

차크라: 제3의 눈(Third eye), 크라운(Crown)

힐링 설명: 아프리카 제비꽃은 오래되고 무거운 에너지들을 맑게 해주기 때문에 힐러(healer)와 심령학자들에게 좋다. 가정이나 사무실뿐만 아니라 여러분의 신체를 맑게 해주는 데 뛰어난 효능을 가지고 있다. 침대 옆에 놓아두면 여러분이 잠을 잘 동안 부정적인 기운들을 모두 없애 준다. 방 안에 아프리카 제비꽃을 놓아두고 다음과 같이 말하면 낡은 에너지를 모두 없앨 수 있다.

> "내 몸안으로 꽃이 가지고 있는 에너지를 퍼지게 해 주세요. 그래서 사랑이 넘치고 몸이 가뿐하게 될 수 있게 해 주세요. 고마워요."

꽃을 신선하게 유지시키기 위해서 최소한 일주일에 한 번은 따사한 햇볕 아래 두어야 한다.

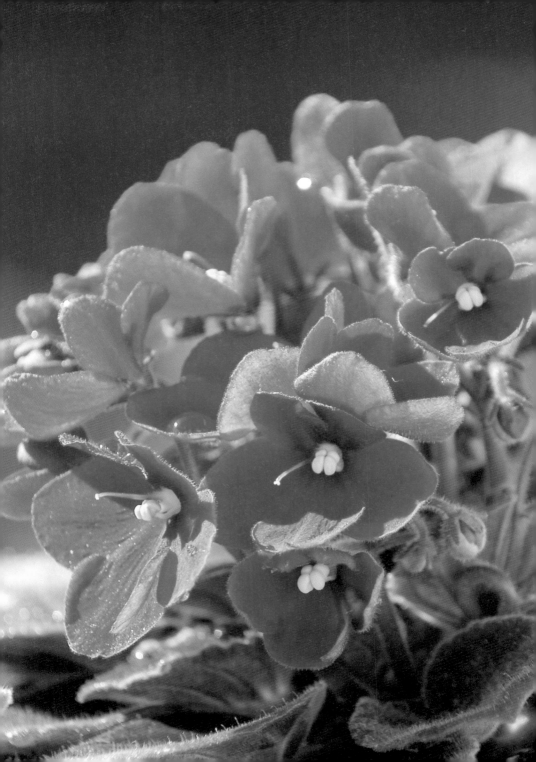

아프리카 제비꽃이 전하는 메시지: "저는 낡은 것들을 모두 없애고 새로운 활력을 불어넣는 선물을 선사할 것입니다. 비록 시간이 오래 걸리기는 하겠지만 저를 이용해 힐링을 받는다면 낡고 축 처지고 부정적인 모든 에너지들을 없앨 수 있을 것입니다. 제 안에 있는 에너지들이 여러분의 몸과 가정 안에 퍼져 사랑과 평온이 넘치는 긍정적인 상태로 변하도록 할 것입니다. 이런 변화는 천천히 일어나므로 한 번에 모든 것이 바뀌지는 않을 것입니다. 여러분은 분명 모든 것이 바뀌었을 때 즐거운 마음으로 감사하게 될 것입니다."

02. 아가판서스
Agapanthus

학명: Agapanthus spp.

흔하게 보는 품종들: 나일강 백합(Agapanthus africanus), 아프리카 백합(Agapanthus praecox)

에너지 특성: 주변 환경을 힐링, 지구의 에너지를 균형 있게 해 주고 글로벌한 문제들을 힐링, 사랑으로 모든 것들을 감쌀 수 있게 해 준다. 해묵은 습관들과 고정 관념을 바꿀 수 있게 하고 소망을 이뤄지게 한다.

대천사: 아리엘(Ariel), 라파엘

차크라: 근원(Root)

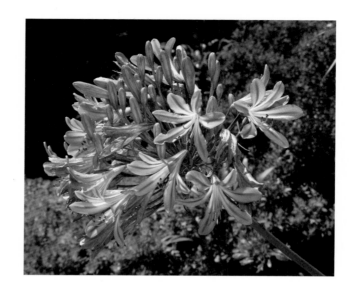

힐링 설명: 아가판서스 꽃은 큰 공처럼 생겼다. 퍼플이나 흰색을 띠는 데 둘 다 같은 힐링 에너지를 전해 준다. 아가판서스가 가지고 있는 에너지는 글로벌 힐링과 관계가 있는데 이는 아가판서스의 화두(flower head)가 지구본 모양과 비슷하다는 점을 보고 힌트를 얻을 수도 있다. 이 꽃은 지구 에너지를 힐링하고 조절하는 효능을 가지고 있으며 글로벌적인 관심사들을 힐링하는 역할을 한다.

깊게 뿌리 박혀 찌든 문제들을 정화하는 데 이 꽃을 이용할 수 있는데 예를 들어 구태의연한 사고방식이나 맹목적인 생각들을 치유할 수 있다. 여러분의 삶 곳곳에 이런 문제들이 만연해 있기 때문에 한 톨도 남기지 말고 없애는 것이 중요하다. 그리고 아가판서스의 긴 줄기는 소망을 이루기 위해 비는 큰 요술 지팡이로 사용할 수도 있다. 오즈의 마법사에 나오는 착한 마녀와 같은 모습으로 말이다.

아가판서스가 전하는 메시지: "저는 글로벌 힐링을 광범위하게 도와줄 수 있습니다. 어떠한 종류라도 중요한 세계적인 사건이 발생했다면 저는 여러분 곁에 있을 수 있습니다. 저는 지구의 에너지를 조절하고 균형을 맞추는 데 일조를 하고 있습니다. 지구의 에너지를 전이시키는 일을 자주하지 않는 것이 일반적이고 자연스러운 일이지만 당신을 위해 더 쉽고 더 편하게 이런 전이 과정을 가질 수도 있습니다. 당신과 함께 이런 일을 처리하는 것이 더 좋습니다. 저는 여러분의 낡은 생각들을 버리게 하고 신과 조금 더 가까이 할 수 있도록 여러분 곁에서 도와줄 것입니다.

저는 모든 상황들을 사랑으로 감쌉니다. 저는 모든 사람들에게 사랑의 에너지로 평화와 단합을 불러옵니다. 당신이 해결하고 싶은 문제가 있다면 어떤 것이라도 제가 도움을 줄 것입니다. 전체적인 부분들을 변화시킬 수 있는 힐링 에너지를 당신에게 전해 줄 것입니다."

03. 안수리움
Anthurium

다른 이름: 플라밍고꽃

학명: Anthurium spp.

흔하게 보는 품종들: 플라밍고 백합(Anthurium andraeanum), 오베이크 안수리움

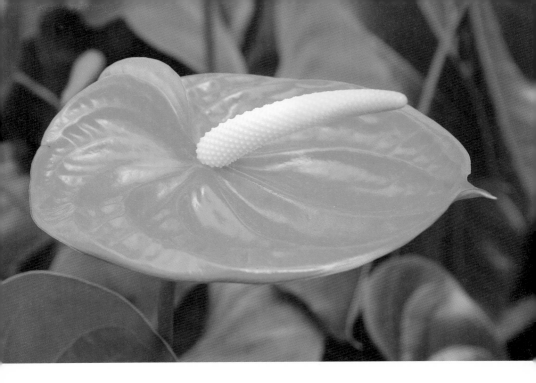

에너지 특성: 열정과 사랑, 연애 감정을 높이고 본능적인 감정을 증진시키고 사랑의 기운이 주위를 감쌀 수 있게 한다.

대천사: 가브리엘(Gabriel), 조피엘(Jophiel)

차크라: 심장(Heart), 목(Throat)

힐링 설명: 안수리움은 사랑과 열정의 에너지가 심장 모양의 꽃에 집중되어 있으며 그 에너지를 여러분 주위에 있는 사람들에게까지 퍼지게 해서 더 깊은 유대감을 만들 수 있게 한다. 솔선수범이라는 말을 직접 실행에 옮겨서 여러분이 먼저 사랑이 불러오는 평온한 모습을 보이면 다른 사람들도 여러분이 했던 방법을 따라 올 수 있게 만들 것이다.

안수리움 꽃은 따자마자 거의 시들게 된다. 아마도 이 점은 안수리움이 가지는 힐링 메시지의 중요성 때문인 듯하다. 안수리움꽃이 여러분 곁에서 조금이라도 더 오랫동안 있어야 그 꽃이 가지고 있는 능력들을 제대로 알 수 있기 때문인 듯하다.

안수리움이 전하는 메시지: "저는 열정과 본능적인 감성 그리고 연애 감정을 증진시킵니다. 당신의 마음을 활짝 열고 다른 사람들과 더 깊은 유대감을 만들 수 있게 해서 그들에게 진심어린 사랑의 메시지를 전할 수 있도록 도와줍니다. 당신이 배려심 넘치는 말과 행동들을 할 수 있도록 합니다. 지금 이 순간이 여러분이 가지고 있는 사랑의 감정이 더 깊어져야 할 시간입니다. 그 후에는 당신과 함께 최고의 행복감을 맛볼 수 있게 다른 사람들을 끌어들일 수 있습니다.

'당신 안에 흐르는 사랑의 강을 공유하세요. 열정으로 넘쳐난다면 당신은 다른 사람들에게도 그 열정을 불어넣을 수 있어요. 사랑의 에너지가 듬뿍 담긴 말들을 전할 수 있게 당신을 도와줄게요.' 이런 말들이 당신 주위에 있는 모든 사람에게 퍼진다면 그 사람들 역시 사랑이 담긴 말들을 하기 시작할 것입니다."

04. 진달래

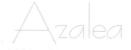

학명: Rhododendron spp.

에너지 특성: 지혜와 영적인 이해, 과거의 아프고 힘들었던 일들의 치

유, 깊은 명상

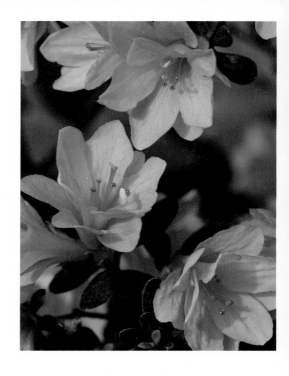

대천사: 라지엘(Raziel)

차크라: 크라운

힐링 설명: 진달래는 심오
한 영적인 세계 그리고 지
혜와 관련이 있다. 진달래
가 가지고 있는 에너지는
부드럽고 섬세하면서도 그
무엇보다 심오하다. 진달
래가 전해 주는 에너지를
통해 여러분은 각자의 내
면으로 여정을 떠날 수 있다. 여러분 자신에 대해 더 많이 알 수 있게 하
며 지나온 날들을 포함한 여러분의 삶을 투영해 볼 수 있다.

정원에서 진달래를 키우면 여러분의 영적인 세계를 더 깊게 하는 데
도움이 되고 화분에서 진달래를 키운다면 그것 역시 마술처럼 놀라운
명상의 도구로 활용될 수 있다.

진달래가 전하는 메시지: "저는 당신의 손을 잡고 천천히 영적인 길로
당신을 인도할 것입니다. 당신 곁에 제가 있다면 당신 안에 갇혀 있던
신이 주신 영적인 능력들이 틀을 깨고 나오게 될 것입니다. 당신이 가지
고 있는 지혜의 세계가 활짝 열리게 될 것입니다. 저는 그렇게 되기 위
한 모든 여정들을 존중하기 때문에 절대 당신을 급하게 내몰지는 않을
것입니다. 저는 하나씩 차례대로 천천히 여러분이 충분히 깨닫게 할 수
있도록 도와줘서 꾸준히 해 나갈 수 있도록 할 것입니다. 그러므로 여러

분의 안전지대를 벗어나는 일은 없을 것입니다.

여러분 안에는 영적인 세계가 있으며 지금까지 살아오면서 많은 시간 동안 자연과 함께해 왔습니다. 하지만 여러분은 이러한 사실을 인식하고 있지 못하기 때문에 제가 여러분에게 이러한 사실들을 일깨워 주려 합니다. 여러분 곁에 제가 있을 수 있다면 저는 여러분의 과거에 있었던 풀지 못한 숙제들을 깨끗이 정리할 수 있는 데 도움이 됩니다. 저와 여러분이 함께 힘을 합치면 영적인 세계로 갈 수 있는 길을 개척해 나갈 수 있습니다."

05. 안개꽃
Baby's Breath

학명: Gypsophila spp.

에너지 특성: 목적의식을 높이게 하고 다른 꽃들이 가지고 있는 에너지들을 촉진시키며 에너지를 한 곳에 모은다.

대천사: 메타트론, 미카엘, 우리엘(Uriel)

차크라: 모든 차크라

힐링 설명: 안개꽃은 플라워 테라피에서 매우 유용하게 쓰이는 꽃이다. 원하는 꽃이 너무 비싸거나 구하기 힘들 때 안개꽃으로 대체할 수 있다. 안개꽃 그 자체는 아주 작은 하얀 꽃들에 지나지 않지만 다른 꽃과 함

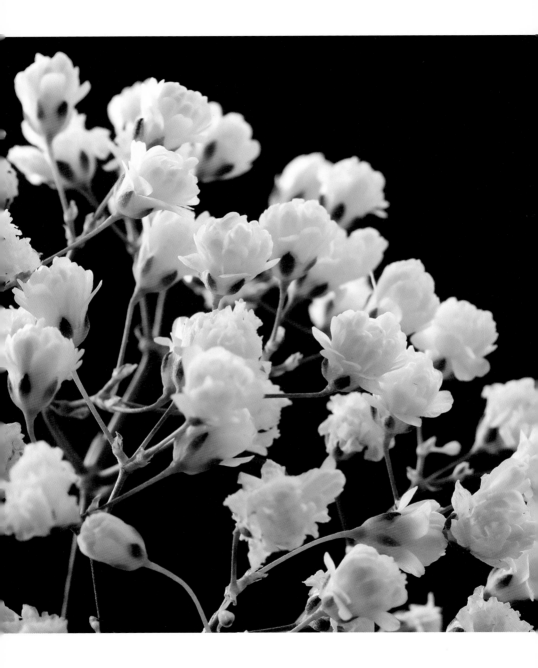

께했을 때는 여러분이 원하는 것을 이룰 수 있도록 아주 큰 힘을 발휘한다. 사진 속에 있는 안개꽃을 이용하고자 할 때는 다른 꽃 위에 안개꽃 사진을 올려놓으면 밑에 놓인 꽃의 에너지를 더 크게 할 수도 있다.

안개꽃은 수정과 같은 물체가 가지고 있는 에너지를 증진시키는 데도 도움이 된다.

안개꽃이 가지고 있는 또 다른 능력은 어떤 상황 안에 있는 에너지를 영원히 고정시키는 역할을 하기도 하는데, 결혼식의 부케로 안개꽃을 많이 쓰는 이유가 그 때문이다. 안개꽃을 방안에 놓으면 사랑의 에너지를 활성시키고 그 안에서 이루어지는 약속들을 더 강하게 지킬 수 있게 한다.

안개꽃이 전하는 메시지: "저는 꽃들과 물체와 상황들이 가지고 있는 에너지의 촉매제 역할을 합니다. 당신이 필요로 한다면 저는 언제든 당신을 도울 준비가 되어 있습니다. 아주 작은 양의 안개꽃일지라도 저는 에너지를 수백 배 이상 증가시킬 수 있습니다. 저는 모든 상황이나 환경들을 굳건할 수 있게 하고 모든 것들이 제대로 흘러갈 수 있게 합니다."

06. 방크시아
Banksia

학명: Banksia spp.

에너지 특성: 이혼, 실연, 이직, 건강상의 문제 등 힘든 시간들을 모두

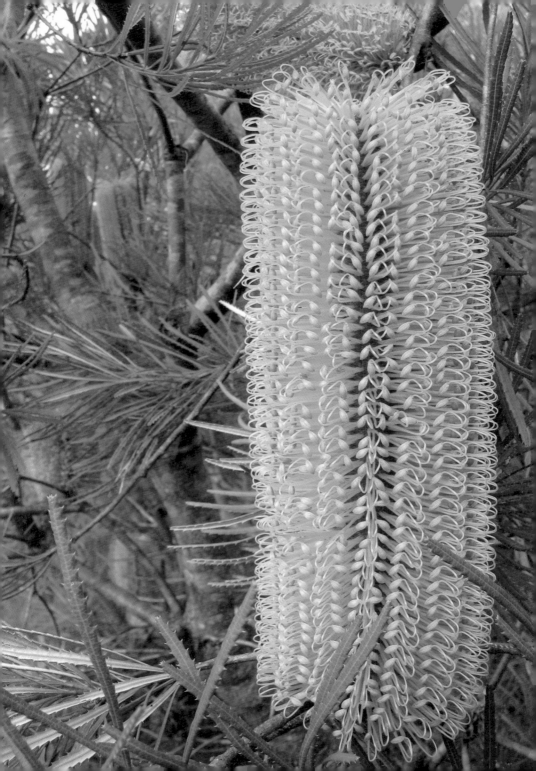

떨궈 버리고 새롭게 출발하는 에너지를 가지고 있다.

대천사: 아즈라엘(Azrael), 카무엘, 라구엘(Raguel), 라파엘

차크라: 근원, 천골(Sacral), 태양신경총(Solar plexus), 심장

힐링 설명: 오스트레일리아가 원산지인 방크시아는 매우 흥미로운 흔치 않은 꽃이다. 방크시아는 매우 독특한 방법으로 씨앗을 뿌리는데, 몇몇의 종에서 열매는 씨앗이 숙성되자마자 열리지만 대부분의 종의 열매는 산불에 의한 자극으로만 열린다. 오스트레일리아는 매우 덥고 건조한 지역이고 또 덤불들이 많은 식물들의 성장을 방해하는데 방크시아만은 예외적이다. 방크시아는 기온이 떨어질 때까지 기다렸다가 씨앗을 뿌리기 시작한다. 그렇기 때문에 산불이 일어난 후 잿더미 위에서 새로운 생명을 시작한다. 방크시아는 여러분에게도 똑같은 에너지를 전해 줄 것이다. 여러분이 희망이 전혀 없다고 느끼기 시작할 때부터 여러분의 든든한 버팀목이 되어 줄 것이다.

방크시아가 전하는 메시지: "당신이 삶의 막다른 길에 다다랐다고 생각될 때 저는 당신에게 다시 시작할 수 있는 에너지를 전해 주어 열정이 활활 타오르게 하고 사랑과 희망의 빛을 당신에게 가져다줄 것입니다. 과거의 모든 걱정과 근심거리들을 저 멀리 던져 버리고 당신을 짓누르고 있는 모든 나쁜 에너지들을 당신 밖으로 내보내도록 합시다. 그렇게 하고 나면 지금 당신 주위에 있는 잿더미들로부터 새로운 출발을 할 수 있습니다. 당신은 아름다운 존재이며 하느님의 자식입니다. 부디 당신에게 찾아온 두 번째 기회를 놓치지 않길 바랍니다. 당신은 충분히 그럴 만한 자격이 있는 사람입니다. 당신의 간절한 염원을 모두 먼지더미로 날려 버리는 과거의 일에 대해 더 이상 생각하지도 연연하지도 말아

야 합니다.

　당신 앞에 내가 있다면 당신은 새롭게 재충전될 것이고 당신의 삶에서 새로운 또 하나의 첫발을 내딛는 데 도움이 될 것입니다."

07. 베고니아
Begonia

학명: Begonia spp.

에너지 특성: 짜증과 화를 없애고 절망감을 치유하며 인내심과 평온함을 증진시키고 내 생활의 영역을 안정시킨다.

대천사: 라파엘

차크라: 근원, 천골, 태양신경총

힐링 설명: 베고니아는 인내심의 중요성을 일깨워 주는 동시에 여러분에게 인내심을 가질 수 있게 도움을 준다. 평온과 평화의 길로 여러분을 안내해 줄 것이다. 또한 베고니아는 여러분만의 세계가 그 어떤 방해도 받지 않고 유지될 수 있도록 해 준다. 때로는 다른 사람들이 여러분의 시간과 생각 안으로 들어오려고 할 때가 있는데, 그런 사람들이 방해된다고 느낄 때는 베고니아가 도움이 된다.

베고니아가 전하는 메시지: "인내와 차분함이 필요할 때는 저를 당신 곁에 두세요. 당신의 감정이 굉장히 기복이 심할 때 그 무엇보다 참을성

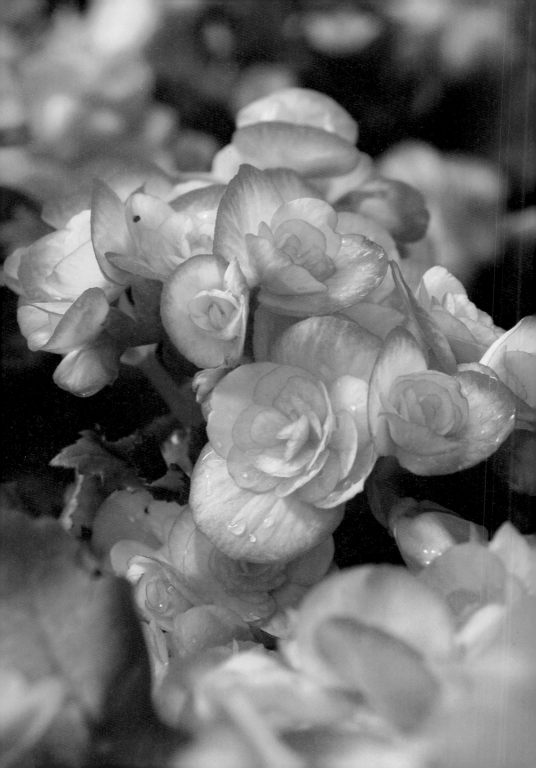

이 부족해서 그렇게 됐다는 것을 깨닫게 될 것입니다. 그럴 때는 제가 당신에게 인내심을 가질 수 있도록 하는 데 도움이 됩니다. 인내심이야 말로 우리가 배워야 할 가장 큰 교훈 중 하나입니다. 그렇기 때문에 계속해서 저를 당신 곁에 두세요.

그 무엇에게도 방해받고 싶지 않은 당신만의 세계가 있다면 제가 당신을 보호할 수 있는 천상의 영역을 세워 줄 수도 있습니다. 그러나 그전에 왜 다른 사람들이 당신만의 세계로 들어오려고 하는지 그 이유에 대해 잠깐은 생각해 볼 필요가 있습니다. 당신이 너무 다른 사람들에게 잘해 줘서라고 말할지도 모르겠지만, 제가 보는 진짜 이유는 다른 사람들이 당신과 당신이 가지고 있는 에너지에 이끌리기 때문입니다. 당신은 굉장한 오러(aura)를 가지고 있어서 당신과 함께 있으면 당신이 가지고 있는 평온함을 다른 사람들이 느끼게 해 줍니다. 그래서 저는 당신 자신을 보호하면서 동시에 당신이 가지고 있는 힐링의 재능을 안전하게 발휘할 수 있도록 도움을 줄 것입니다."

08. 극락조꽃
Bird-of-Paradise

학명: Strelitzia spp.

에너지 특성: 커뮤니케이션 능력을 높여 주고 천사나 사랑했던 사람 중 지금은 이 세상 사람이 아닌 사람과 연결될 수 있게 해 준다. 차크라

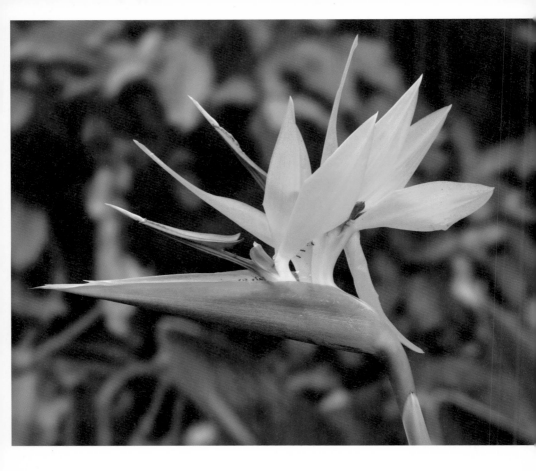

들을 맑게 해 주고 초자연적인 예언이나 미래를 점칠 수 있는 능력을 준다.

대천사: 가브리엘, 메타트론

차크라: 목, 제3의 눈, 크라운

힐링 설명: 극락조꽃은 커뮤니케이션과 영성(靈性)의 꽃이다. 당신의 떨림을 증가시켜 주고 천사와 같은 수준에 오를 수 있게 해 준다. 당신을 가로막고 있는 모든 것들을 없애고 사랑과 빛으로 감싸 준다. 당신이

치유에 관한 작업을 하고 있을 때 극락조꽃을 옆에 두고 있으면 초자연적인 능력을 가지고 있을 수 있고 천사와 함께할 수 있다. 극락조꽃은 당신을 천사와 더 긴밀하고 순수하게 연결시켜 주는 능력이 있으며, 당신이 가지고 있는 에너지들을 더 높게 해 주기 때문에 다른 누군가의 현재와 미래를 점칠 때 더욱 유용하게 쓰인다.

극락조꽃이 전하는 메시지: "저는 그 어떤 장애물도 뚫고 커뮤니케이션을 더 쉽게 할 수 있습니다. 저는 당신을 더 높은 세계로 인도할 수 있으며, 그곳에서 당신과 영적인 연결 고리를 맺을 수 있게 할 것입니다. 당신이 다른 사람들에게 사랑의 메시지를 전할 수 있게 당신이 가지고 있는 모든 채널들을 활짝 열 수 있도록 도움을 드리겠습니다. 제가 지니고 있는 떨림을 당신도 느끼게 된다면 당신은 천사들과 연결되어 아무런 노력 없이도 언제든 쉽게 천사들과 이야기를 나눌 수 있게 될 것입니다.

저는 당신의 모든 차크라들을 맑게 해 주고 밸런스를 맞춰 줄 것입니다. 그리고 당신의 에너지를 한 곳에 집중시켜 커뮤니케이션을 더 쉽게 할 수 있도록 할 것입니다. 당신이 가지고 있는 직감은 더 정확해질 것이기 때문에 당신이 느끼는 감정에 모든 것을 맡기고 따를 수 있게 제가 옆에서 도와줄 것입니다."

09. 노란 데이지
Black-eyed Susan

학명: Rudbeckia hirta

에너지 특성: 해묵은 감정들과 나쁜 생각들을 없애 주고 과거의 다른 사람들과의 관계에서 받은 상처를 치유해 준다. 우울한 마음을 없애 주고 자신을 사랑하는 마음을 만들어 준다. 그리고 생각하고 싶지 않은 지난 일들을 모두 잊게 해 준다.

대천사: 예레미엘(Jeremiel), 라파엘, 라지엘, 산달폰(Sandalphon)

차크라: 태양신경총, 심장

힐링 설명: 노란 데이지는 과거의 나쁜 생각과 일 때문에 생긴 좋지 않은 에너지들을 모두 없애 준다. 그동안 쌓아 놓았던 앙금들을 모두 털어 버리고 앞으로의 일만 생각하면서 살아가야 한다는 것을 일깨워 주는 꽃이다. 사람은 누구나 낡은 감정과 중압감에서 자유로워져야 한다. 노란 데이지는 미래를 좀 더 아름답게 만들기 위해 과거의 좋지 않은 것들을 모두 떨쳐 버릴 수 있게 해 주며 사랑을 동등하게 주고받는 방식으로 에너지를 교환할 수 있게 해 준다. 노란 데이지는 여러분의 몸 안에서 이런 과정들이 일어나는 것을 느끼게 해 준다.

노란 데이지가 전하는 메시지: "이제는 당신 안에 쌓아 놓은 모든 아픔들에서 벗어나야 할 시간입니다. 당신을 해치고 있는 좋지 않은 것들을 모두 버리려고 해보세요. 당신을 부정적으로 만드는 생각들까지도

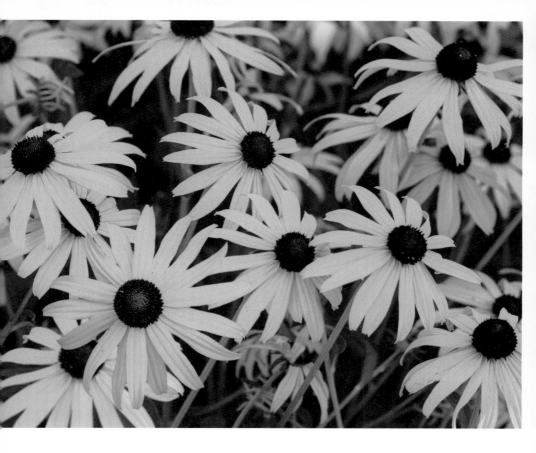

요. 그리고 그 자리를 사랑과 평화로 바꿔 보세요. 그렇게 된다면 당신의 기분이 한결 더 밝게 될 것입니다.

당신은 더 이상 과거의 얽매여 살지 않고 미래를 보며 사는 사람이라고 하늘을 향해 소리쳐 보세요. 당신의 삶 속에 사랑으로 가득한 시간들이 더 많아질 수 있게 해보세요. 사랑은 주는 길과 받는 길이 있는 이차선 길이지만, 지나간 일에 대해 매달리는 것은 일방통행 길이나 마찬가지입니다. 과거의 일에 대해 자꾸 빠져들어 결국은 당신 자신을 헛되게 하지는 마세요.

당신은 사랑을 하고 사랑을 받을 충분한 자격이 있는 사람이라는 사실을 절대 잊지 마세요."

10. 금낭화
Bleeding Heart

다른 이름: 며느리 주머니, 밥풀꽃, 피흘리는 심장꽃

학명: Lamprocapnos spectabilis

에너지 특성: 과거의 상처와 중압감, 분함과 억울함으로 아파하고 있는 마음을 치유해 주고 용서의 마음의 불러온다.

대천사: 조피엘, 라파엘

차크라: 심장

힐링 설명: 금낭화는 과거의 아픈 상처와 고통스러운 기억을 없애 주어 기분을 맑고 가볍게 해 준다. 금낭화가 가지는 에너지는 부드러움과 편함이다. 그렇기 때문에 절대 여러분을 힐링의 과정 동안 억지로 밀어붙이거나 강요하지도 않는다. 대신 조용하고 평온하게 여러분을 치유해 간다. 여러분을 짓누르고 있는 모든 중압감에서 벗어나길 원한다면 금낭화가 여러분을 천사들에게 인도할 것이다.

금낭화가 전하는 메시지: "제가 당신 곁에 있다면 당신의 마음이 서서히 열리게 되어 천사들이 전해 주는 치유의 빛을 받을 수 있게 됩니다.

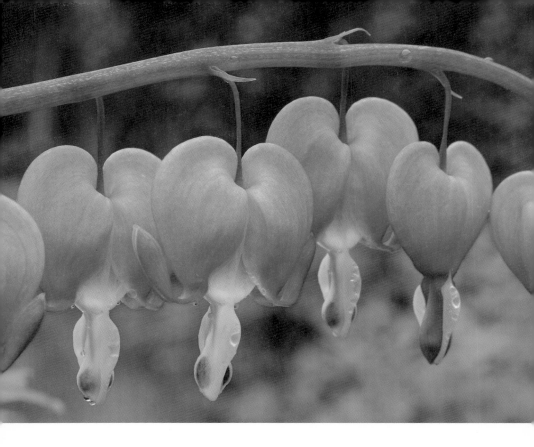

그래서 모든 순간 당신에게 사랑이 전해지게 될 것입니다. 저는 당신의 마음 깊숙한 곳까지 모두 볼 수 있기 때문에 당신을 아프게 하고 있는 과거의 기억과 감정들이 얼마나 당신을 짓누르고 있는지도 알 수 있습니다.

당신을 치유해서 모든 나쁜 기억들을 버리도록 할 수 있습니다. 제발 당신 스스로에게 진실로 다가가고 아끼는 마음을 먼저 가지도록 해보세요. 다른 사람이나 당신 자신을 함부로 판단하려고 하지 않기를 바랍니다. 당신의 수호천사가 가지고 있는 사랑과 신이 당신에게 내려준 사랑의 마음으로 당신 자신을 찬찬히 살펴보세요. 낡은 기억들을 모두 걷어 내고 나면 그 밑에 숨어 있던 사랑과 기쁨을 보게 될 것입니다.

이제는 과거의 상처에서 벗어나서 희망찬 미래를 그려야 할 시간입니다. 당신을 치유할 수 있게 해 주세요. 깊게 심호흡을 하면서 긴장을 풀어 보세요. 그리고 제 이미지에만 집중하면 제가 가지고 있는 따사함과 진심어린 걱정이 느껴지게 될 것입니다. 제가 당신의 아픈 상처를 모두 걷어 내고 있다는 것을 느끼면 또 제 모습을 그려 보면서 당신의 기분이 좋아지도록 해 보세요.

이런 방법으로 당신의 몸과 마음이 과거의 일을 모두 버리도록 하면 빠른 시간 내에 나쁜 기억들이 모두 사라질 것입니다. 제가 당신 마음과 가슴에 전해 주는 따뜻함을 느껴 보세요. 결국에는 어두운 상처들이 모두 사라지고 사랑만이 당신 마음속에 남을 것입니다."

11. 스킬라
Bluebell

다른 이름: 블루벨, 초롱꽃

학명: Hyacinthoides non-scripta

에너지 특성: 재미, 즐거움, 기쁨, 주변 환경에 대한 힐링, 자연과 요정에 대한 유대감을 강화시켜 준다.

대천사: 아리엘(Ariel)

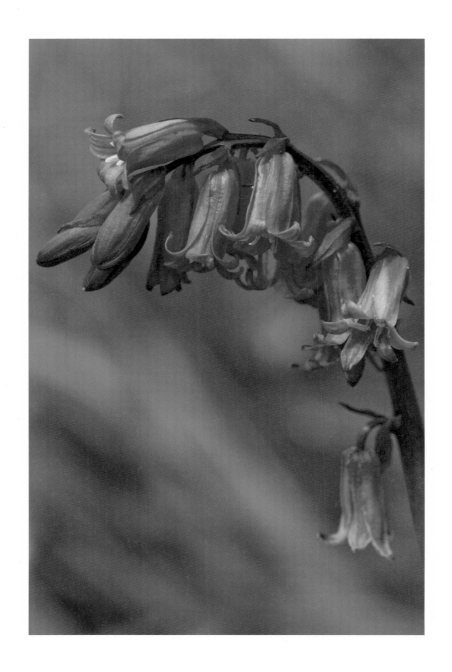

차크라: 천골, 태양신경총

힐링 설명: 스킬라는 자연적인 보호 성질을 가지고 있고 어떤 종류라도 상관없이 주변 환경의 걱정거리들을 치유해 줄 수 있다. 스킬라는 대지와 매우 밀접한 관계를 가지고 있으며 요정들과 강한 유대를 형성하고 있다.

요정들처럼 스킬라는 상반되는 두 가지 측면 가지고 있는데, 하나는 재미와 즐거움이고 반대는 심각함이다. 스킬라와 함께한다면 더 많이 웃을 수 있고 여러분의 삶에서 더 많은 행복감을 느끼게 될 수 있다. 여러분의 감정과 생각들이 최고의 기쁨에까지 도달할 수 있게 된다.

요정들은 살면서 잘 웃지도 않고 살아가는 사람들을 많이 알고 있기 때문에 그런 사람들을 어떻게 하면 즐겁게 해 줄 수 있는지도 잘 알고 있으며 그렇게 해 주기도 한다.

스킬라가 전하는 메시지: "즐겁게 살아요! 저는 당신의 영혼에게 행복과 즐거움을 가져다줍니다. 저는 요정이 가지고 있는 에너지들과 상당히 밀접하게 연결되어 있답니다. 그래서 요정들이 가지고 있는 에너지를 이용해 당신을 도울 수 있습니다.

저는 당신에게 자연이 가지고 있는 놀라운 안식처를 제공합니다. 한번 상상해 보세요. 요정이 저에게 밤 동안 편안한 보금자리를 마련해 줄 수 있도록 저에게 힘을 줬다는 것이 얼마나 대단한지를 말이에요. 저와 함께한다면 요정들이 전해 주는 에너지로 인해 당신의 기분은 한층 좋아지게 될 것입니다. 그리고 자연이 가지고 있는 관심사들에 대해 좀 더 자세히 들여다볼 수 있고 대지의 심오한 열정에 대해서도 알게 될 것입니다.

더 이상 바깥의 시끄러운 일들 때문에 쓸데없이 당신의 기분을 상하게 하지 마세요. 제가 당신에게 사랑과 행복을 전해 줄게요."

12. 병솔꽃
Bottle brush

학명: Callistemon spp.

에너지 특성: 여러분 안에 있는 열정을 일깨우고 동기 부여를 높게 해 준다. 해독 작용에 대한 효능도 있다.

대천사: 메타트론, 미카엘, 라파엘

차크라: 천골, 태양신경총, 심장, 크라운

힐링 설명: 병솔꽃은 여러분이 자신에 대한 믿음이 사라졌다고 느낄 때 도움을 줘서 여러분을 완전체로 만들어 준다. 이 꽃은 여러분의 본 모습을 가까이서 바라볼 수 있게 해 주어 열정과 하고자 하는 동기 부여에 대한 생각을 최고조가 될 수 있게 한다. 뒤로 미루어 놓았던 일을 완벽하게 끝냈을 때의 감동을 느끼게 될 것이며 전 같으면 일주일 만에 끝낼 일을 단 하루 동안 끝낼 만큼의 성취감을 얻게 될 것이다.

병솔꽃은 또한 이렇게 새로운 성취감들을 느끼게 해 줄 뿐 아니라 여러분을 육체적으로도 계속해서 생기 있게 해 준다.

병솔꽃이 전하는 메시지: "저는 당신에게 동기부여를 해 줄 수 있고

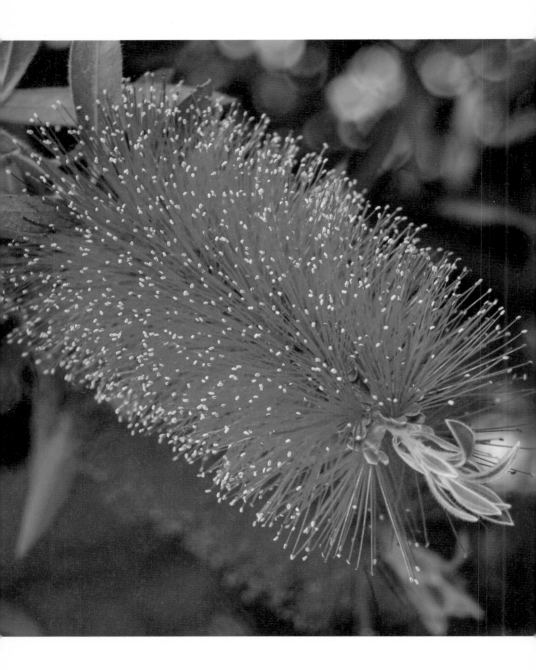

열정적인 삶을 살 수 있게 해 줍니다. 저는 당신 안에 있는 열정의 불꽃을 다시 점화시킬 수 있습니다. 당신이 예전에 느껴 보았던 행복과 성취감을 다시 한 번 느낄 수 있게도 해 줄 수 있답니다.

사람은 누구나 살면서 실패를 겪고 쓰러지기도 하니 그런 것은 전혀 개의치 마세요. 제발 그런 일 때문에 당신 스스로 못났다고 생각하지 말고 부족하다고도 생각하지 마세요. 당신은 아름다운 사람이며 태어날 때부터 모든 것을 가지고 있는 완벽한 존재이기도 합니다. 그렇기 때문에 당신 자신을 꼭 바꾸어야 할 필요는 전혀 없습니다. 다만 제가 당신 곁에 있다면 당신 주위에 있는 좋지 않은 모든 것들을 걷어 내도록 할 것입니다. 이렇게 흥분되는 변화를 기꺼이 느껴 보세요.

나는 천천히 그리고 부드럽게 당신에게 지속적으로 다가가서 따사한 햇빛을 받을 수 있게 밖으로 나오게 할 것입니다. 그러면 당신은 잃어버렸던 열정을 다시 찾을 수 있게 될 것이고 슬럼프에 빠졌던 당신을 다시 기쁘게 재밌게 만들어 줄 것입니다.

일단 당신 안에 있는 나쁜 기운들을 모두 걷어 내는 것이 시작이 될 것입니다. 그러니까 여러분이 가지고 있는 나쁜 기운들을 몰아내는 일을 거부하려고 하지 마세요."

13. 부겐빌레아
Bougainvillea

다른 이름: Paper flower

학명: Bougainvillea spp.

에너지 특성: 방어

대천사: 미카엘

차크라: 근원

힐링 설명: 여러분이 생각하는 것과는 다르게 부겐빌레아 꽃은 실제로는 작고 볼품없는 꽃송이이다. 꽃잎처럼 보이는 색을 가지고 있는 잎은 화포(花苞)라고 하며 꽃이 아니다. 이것은 식물학적으로 그리고 에너지 학적으로 약간 다른 이야기이기는 하지만 화포(花苞)는 그 안에 있는 작은 꽃을 보호하는 역할을 하고 있다. 부겐빌레아 덩굴은 울타리에서 키우기에는 최고로 좋다.

부겐빌레아는 여러분의 영역으로 침범하려고 하는 것으로부터 꽃이 가진 에너지를 지켜 주며 여러분과 여러분의 가족을 보호해 준다. 여러분의 집이 부겐빌레아로 둘러쳐져 있다면 나쁜 에너지로부터 안전하게 가정을 지켜줄 수 있는 가장 강력한 수단이 될 수도 있다.

부겐빌레아가 전하는 메시지: "저는 당신이 원치 않는 일로부터 당신을 보호해 줄 수 있습니다. 그것이 육체적이든 정신적이든 어느 것이든 모두 말입니다. 제가 당신과 당신이 사랑하는 사람들 그리고 당신의 집

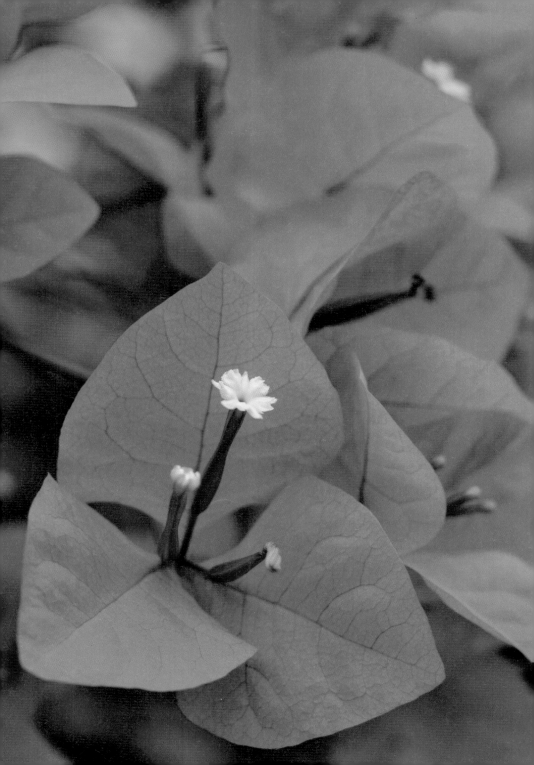

주위를 둘러싸고 있을 수 있으면 좋겠습니다. 그렇게 된다면 저는 어떤 종류라도 나쁜 것들을 막아 내는 방어벽이 될 수도 있습니다. 당신 자신이 작고 나약하다고 느껴질 때 저는 당신에게 힘을 불어넣을 것입니다. 그래서 꿋꿋하게 맞서 싸울 수 있는 용기와 자긍심을 심어 넣어 줄 것입니다. 그래서 두려움이란 말조차 모르게 할 것입니다.

이제 당신은 대담해져야 할 시간입니다. 당신의 영적인 힘은 결코 사그라지지 않을 것이며 언제나 밝게 빛나게 될 것입니다. 제가 당신 집의 담벼락에 붙어 있는 동안 언제나 당신을 지켜 줄 것입니다."

14. 브로멜리아드
Bromeliad

학명: Aechmea spp., Guzmania spp., Neoregelia spp., Tillandsia spp., and Vriesia spp.

에너지 특성: 부정적인 생각을 모두 없애 주는 동시에 긍정적인 생각을 가지게 해 준다. 하늘이 자신을 도와준다고 믿게 해 주며 신과 연결되게 해 준다.

대천사: 미카엘, 산달폰

차크라: 제3의 눈, 크라운

힐링 실명: 브로멜리아드가 가지고 있는 에너지는 놀라움 그 자체이다.

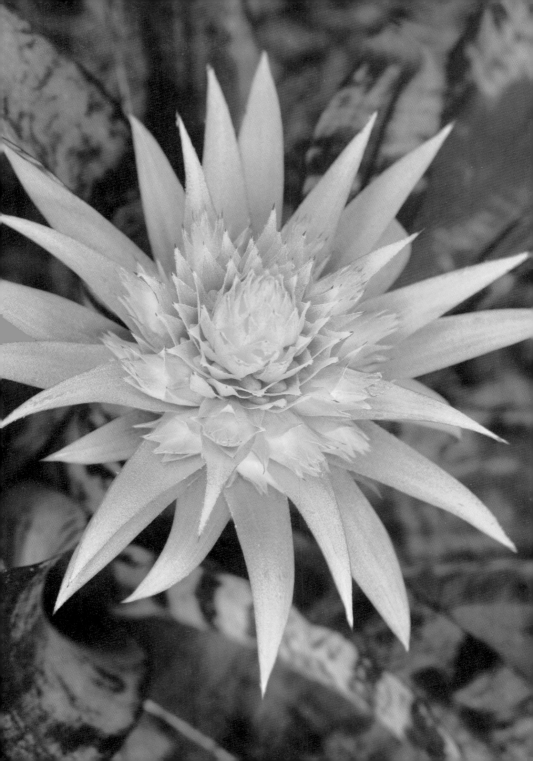

하늘에서 항상 여러분을 내려다보고 있다는 것을 상기시켜 주기 때문에 언제나 이 세상에 혼자라는 생각이 들지 않고 누군가 나를 보살펴주고 있다는 생각이 들게 한다.

브로멜리아드는 여러분이 어두운 길을 혼자 걸어야 할 필요가 없다는 사실을 일깨워 주며 그때마다 항상 여러분 곁을 지켜 주는 자연과 신성한 힘의 도움을 받아 빛이 비치는 환한 곳을 따라 인생을 살아갈 수 있게 된다.

여러분이 브로멜리아드와 함께한다면 여러분의 생각들은 좀 더 현명해지고 모든 생각들은 긍정적으로 바뀌게 된다. 그렇게 된다면 여러분은 더 이상 불신과 절망 속에서 여러분 자신을 힘들게 할 필요가 없어진다. 그 대신 여러분은 사랑과 환희의 더 깊은 에너지 진동을 맛볼 수 있게 된다.

브로멜리아드가 전하는 메시지: "저는 당신이 경험한 모든 부정적인 생각들을 걷어 내 줄 수 있습니다. 지금 당장 당신에게 닥치게 될지도 모를 것 같은 그런 좋지 않은 생각들을 모두 떨쳐 버리게 할 수 있습니다. 저는 모든 일이 잘 풀리게 될 때마다 드는 당신의 불안한 생각들, 즉 "이렇게 항상 좋을 수는 없어"라는 생각조차 언제나 알 수 있습니다.

당신의 불안함은 하늘이 나를 언제나 보살펴주고 도와줄 것이라고 믿지 못하기 때문에 그럴 수 있습니다. 저와 함께한다면 당신은 언제나 신과 가까이 하게 되며 진실과 사랑의 궁극적인 최고점까지 도달할 수 있습니다. 이런 신성한 힘을 느끼게 되면 여러분의 모든 근심, 걱정이 사라지게 될 것입니다. 여러분은 신으로부터 최고의 선물을 받은 존재라는 사실을 깨닫기 바랍니다. 그래서 모든 상황 속에서 최고의 결과물을 만들어 낼 수 있다고 자신을 가져야 합니다.

어느 순간에나 신은 당신을 인도하고 보살펴 주실 것입니다."

15. 선인장

Cactus

학명: 선인장과

에너지 특성: 방어, 힐링의 시간, 나약해지려고 하는 마음을 없애 주고 정신적으로 성숙되게 한다.

대천사: 메타트론, 미카엘, 라파엘, 라지엘

차크라: 태양신경총, 심장, 제3의 눈, 크라운

힐링 설명: 선인장에 피는 꽃은 무척이나 아름답다. 단 한 가지 아쉬운 점이 있다면 선인장 꽃은 오랫동안 피어 있지 않다는 점이다. 선인장은 우리에게 겉모습으로 모든 것을 판단하면 절대 안 된다는 것을 보여 주고 있다. 선인장이 비록 가시로 뒤덮여 있고 꺼칠꺼칠해 보일지라도 그 안에서 숨이 막힐 정도로 아름답고 큰 에너지를 가지는 꽃을 피운다.

선인장 꽃은 여러분의 몸과 정신을 더 한층 건강하고 성숙하게 만들 수 있는 시간과 장소를 가질 수 있게 한다. 선인장 꽃이 가지는 방어 에너지는 여러분이 처음에 에너지를 받아들일 때 예민해질 수밖에 없는 여러분의 상태를 안정적으로 만들어 준다. 힐링의 시간 동안 여러분을

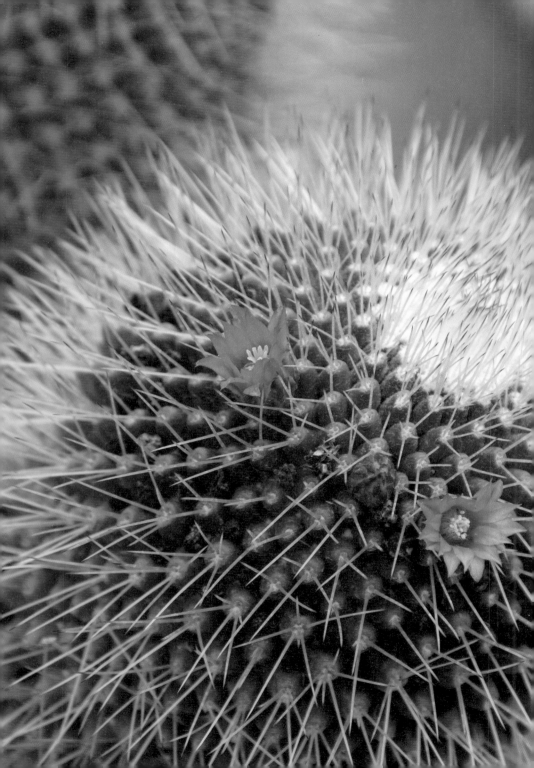

좀 더 안정적으로 만들어 준다.

새끼 곰을 지키려고 하는 엄마 곰의 모습을 상상해 보면 된다. 선인장 꽃은 그런 엄마 곰의 모습처럼 여러분이 성숙해지는 시간 동안 여러분을 위험으로부터 안전하고 따뜻하게 지켜 준다.

선인장이 전하는 메시지: "당신이 나약해져 있는 동안 저는 당신을 보호해 줄 것입니다. 당신이 필요 이상으로 예민해져 있을 때 저는 당신의 기분이 오르락내리락하는 것을 바로 알아챌 수 있습니다. 그럴 때 당신 옆에 제가 있다면 걱정을 하지 않아도 됩니다. 진정한 힐링의 시간 동안 곁에서 당신의 안전한 보호막이 될 것입니다.

당신이 더 강해져야 당신의 정신도 한층 더 성숙해진다는 사실을 잊지 마세요. 당신의 기분이 어떤지 스스로 결론을 내리려 할 필요는 없습니다. 당신이 한층 더 성숙해져 가는 과정에서 극히 일부에 지나지 않습니다. 그것이 전부가 아닙니다.

당신은 점차 직관적이고 에너지가 넘치는 모습으로 변화할 것입니다. 잠시 동안 당신이 맞는 길을 가고 있는지 확신이 들지 않아 정신이 혼란스러워질 때가 있을 수도 있습니다. 그럴 때는 저를 믿고 따라오세요. 제가 당신의 정신을 더 성숙되게 할 것입니다."

16. 금잔화
Calendula

다른 이름: Pot marigold

학명: Calendula of-cinalis

에너지 특성: 힐링, 오러(aura)를 크게 만들고 기분을 좋게 만든다. 또 기쁨을 준다.

대천사: 라파엘

차크라: 태양신경총, 심장

힐링 설명: 금잔화는 주된 힐링용 꽃으로 여러분의 육체와 정신에 도움을 주고 에너지를 증진시키는 역할을 한다. 여러분에게 최상의 테라피가 되어 가장 효과적으로 안전하고 온화하게 힐링을 시켜 줄 수 있다. 금잔화는 여러분의 오러(aura)를 원상 회복시켜 여러분이 지니고 있는 아우라의 기들을 더 강화시켜 준다. 또한 정신이나 감정의 상태를 최고로 만들어 준다.

금잔화가 전하는 메시지: "저는 치유사입니다. 그래서 당신에게 강력한 모든 에너지를 직접적으로 전달해 줄 수 있습니다. 그래서 당신의 건강을 최고로 만들 수 있는 가장 완벽한 방법으로 당신에게 다가갈 수 있습니다.

저는 특히 오러(aura)를 회복시키는 놀라운 능력을 가지고 있어 당신의 오러(aura)를 원상 회복시키고 더 강하게 빛을 발하게 할 수도 있습

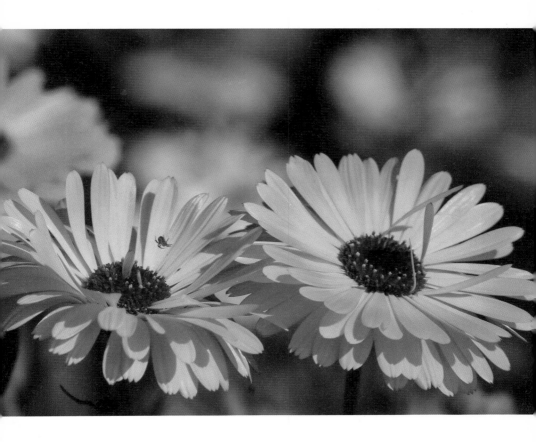

니다. 당신의 에너지 틀을 더 강하게 만들어 주어 사랑의 에너지만이 그 안으로 들어갈 수 있도록 지켜 줄 것입니다.

저는 당신의 감정들을 한층 더 좋게 만들어 주며 마음과 정신을 치유 할 수도 있습니다. 지금이라도 당장 제가 전하는 기쁨과 웃음을 만끽해 보기 바랍니다. 그렇게 된다면 자긍심과 자신감으로 넘쳐 나게 되고 자 연이 가지고 있는 에너지들을 그대로 느끼게 될 것입니다.

저를 통해 활력을 느껴 보세요."

17. 칼라 릴리
Calla Lily

다른 이름: 잔테데스키아, 칼라, 카라

학명: Zantedeschia aethiopica

에너지 특성: 로맨틱한 관계를 맺거나 증진시키는 데 도움을 준다. 고민과 마음의 상처를 치유해 주기도 한다.

대천사: 조피엘

차크라: 심장

힐링 설명: 칼라 릴리는 여러분과 여러분의 소울 메이트 사이의 관계를 증진시키는 데 도움을 준다. 마치 끌어당김의 역할을 해서 온갖 나방들이 불빛 주위로 몰려드는 것처럼 사람들을 여러분의 주위로 끌어들이게 된다. 누구를 만나게 되는 것이 쉬워지게 된다.

칼라 릴리는 결혼식과 장례식 둘 다에서 모두 사용되는데, 왜냐하면 "당신을 사랑합니다"라는 메시지를 담고 있는 꽃이기 때문이다.

칼라 릴리가 전하는 메시지: "당신의 소울 메이트에게 제가 지니고 있는 에너지를 전해 보세요. 그러면 두 사람 사이의 관계를 더 강하게 만들어 줄 수 있습니다. 아직까지 좋은 사람을 만나지 못했다면 당신이 가장 완벽하면서 로맨틱한 방법으로 누군가를 만나게 될 수 있게 도움을 줄 수도 있습니다. 그렇게 되면 당신은 진실한 사랑을 찾게 되고 그 사람과의 관계는 더 깊어지며 진실한 결실을 맺게 될 것입니다.

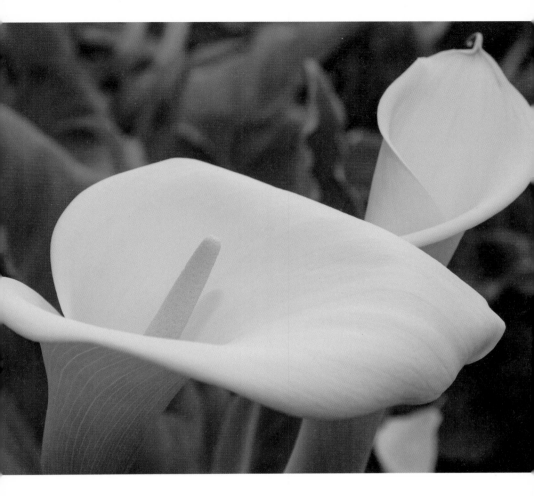

또 그런 사람을 이미 찾았다면 저는 당신의 사랑이 절대 흔들리지 않도록 하기도 합니다. 심지어 당신의 소울 메이트가 이 세상을 떠난 사람이 된 후에도 그 사람에 대한 사랑을 계속 느낄 수 있게 해 줍니다. 당신에게 남아 있는 아픈 상처와 추억들을 모두 걷어 내고 좋은 추억만 간직할 수 있게 해 줄 것입니다."

18. 동백나무
Camellia

학명: Camellia spp.

에너지 특성: 완벽한 배우자를 찾게 해 주고 자기 자신을 알 수 있게 하며 실의에 빠진 마음을 극복하게 한다.

대천사: 카무엘, 예레미엘, 조피엘, 라파엘

차크라: 천골, 태양신경총, 심장, 크라운

힐링 설명: 동백나무 꽃은 여러분의 삶 안으로 더 많은 사랑을 가져다 준다. 사랑하는 배우자를 찾을 때 이 꽃은 두 가지 방법으로 여러분의 진정한 배우자를 가려 낼 수 있게 한다. 첫 번째는 여러분이 진짜 누구인지 그리고 여러분이 원하는 배우자는 어떤 사람인지를 생각하게 만들고 난 후 마치 자석처럼 그녀 혹은 그 남자를 하루하루 시간이 지날수록 더 가깝게 되도록 한다. 만약 이미 사랑하는 사람이 있다면 이 꽃은 두 사람의 관계를 재조명해서 당신이 가지고 있는 사랑하는 마음과 열정이 어떤지를 깨닫게 해 준다. 그래서 두 사람 사이의 사랑이 어떤 모습인지를 알게 해 주어 보다 깊은 단계의 관계를 끌고 간다.

동백나무는 여러분의 마음속 깊이 자리 잡고 있을지도 모르는 내면의 깊은 감정들을 사라지게 하는 데 도움을 주기도 한다. 오랫동안 두 번 다시 볼 수 없는 머나먼 곳으로 떠나간 사랑하는 사람 때문에 아파하고 있다면 이 꽃은 그런 아픈 기억을 모두 없애 줄 것이다.

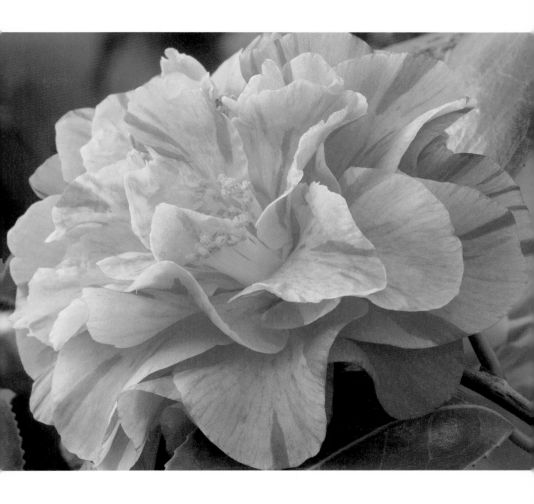

동백나무가 전하는 메시지: "저는 당신이 과거의 아픈 상처 때문에 여전히 마음 아파하고 있다면 도움을 줄 수 있습니다. 누군가를 잃어버려서 비통해 하고 있거나 누군가 당신 곁을 떠나서 아파하고 있다면 말입니다. 제가 당신 곁에 있으면서 당신은 아직까지 많은 사랑을 받아야 하는 존재라는 사실을 일깨워 줄 것입니다. 당신 마음 한편에 있는 사랑이라는 감정을 느껴 보세요.

　또 저는 당신 자신을 발견할 수 있게 도움을 줄 수도 있습니다. 진정한 당신이라는 존재에 대해 알아볼 필요가 있습니다. 그때 저는 당신에게 사랑을 전해 줄 것입니다. 또 당신의 진정한 배우자를 찾을 수 있게 도움을 줄 것입니다. 당신의 진정한 모습을 감추려 하지 마세요. 당신이 진정으로 당신의 참 모습을 인정할 때 당신이 사랑할 수 있는 누군가를 느끼게 될 것입니다.

　지나간 사랑 때문에 당신은 혹시라도 잘못된 방법들을 가지고 누군가를 만나려 할지도 모르지만 그렇게 하지 마세요. 지나간 일들은 모두 잊고 새로운 연애를 시작해 보세요."

19. 카네이션
Carnation

학명: Dianthus caryophyllus

에너지 특성: 신의, 약속, 소울 메이트와의 관계 증진

대천사: 하니엘(Haniel), 조피엘

차크라: 근원, 심장

힐링 설명: 카네이션은 인간관계에 관한 놀라운 능력을 가지고 있는 꽃이다. 카네이션은 언제나 긍정적으로 발전시키는 역할을 하고 여러

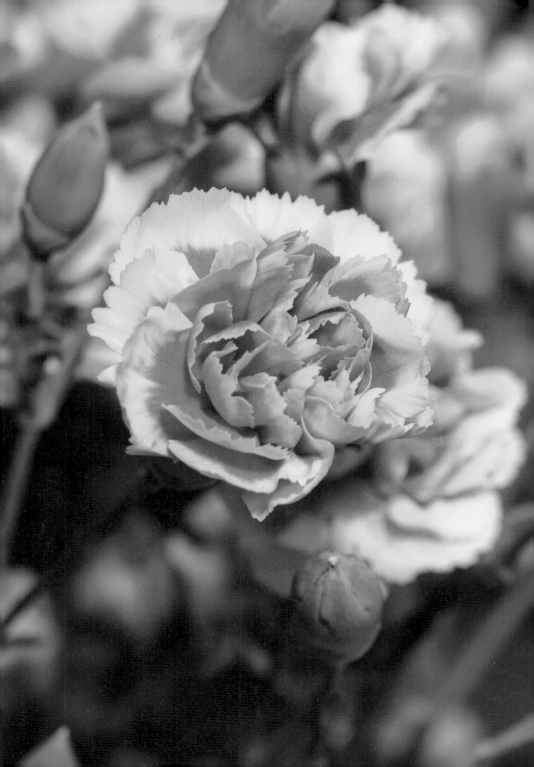

분과 상대방 모두에게 똑같은 에너지를 나누어 준다. 결혼식에서 카네이션을 사용하는 것은 그런 측면이 작용한 것이다. 카네이션은 두 사람의 관계가 오랫동안 변치 않고 더 완전한 합일치를 이룰 수 있게 해 준다. 카네이션은 또한 아직까지 소울 메이트를 찾지 못한 사람들에게도 도움이 된다.

카네이션이 전하는 메시지: "저는 사랑하는 사람에 대한 신의를 지킬 수 있게 합니다. 제가 가진 에너지로 당신 곁을 감싸게 되면 당신의 마음은 조금이라도 의심할 여지가 없는 신의를 가지게 됩니다. 제가 당신 곁에 가까이 있게 되면 당신은 더 이상 못 미더워 두리번거리는 모습을 가지게 되지 않을 것입니다. 당신과 당신의 파트너와의 관계가 더 진실되고 사랑하게 되고 그러면서 상대방 모르게 감춰 놓은 비밀이 더 이상 존재하지 않게 됩니다.

저는 천천히 다가가 힐링의 단계를 밟아 나갑니다. 당신이 소울 메이트를 찾고 있다면 저는 그것 또한 도움을 줄 수 있습니다. 지금 당신 앞에 있는 사람이 진정한 파트너가 될 수 있는지를 확실하게 알려 줄 수 있습니다. 또 제가 이 약속을 지킬 수 있을까 하는 걱정도 모두 사라지게 할 수 있습니다.

당신의 감정에 대해 진실 되게 다가가 보세요. 당신이 받고 있는 사랑에 대해서도 즐거워하세요. 만약 지금 만나고 있는 사람이 당신에게 맞는 사람이 아니라는 기분이 들면 그 역시 받아들이세요.

저는 당신에게 사랑의 감정을 불러일으킬 뿐만 아니라 진실한 관계성을 더 강하게 만들어 줍니다."

20. 벚꽃
Cherry Blossom

학명: Prunus spp.

에너지 특성: 연애 감정을 불러일으키고 관계를 강화시킨다. 여러분의 파트너에 대한 진심어린 관심이 늘어난다. 품위, 침착, 사교성, 적극성 등

대천사: 하니엘, 조피엘

차크라: 심장

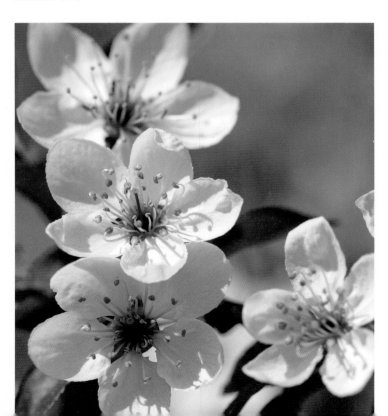

힐링 설명: 벚꽃은 로맨스와 우아함을 불러온다. 여러분을 항상 진정시켜 주며 분명하게 마음속에 있는 말을 전달할 수 있게 도와준다. 이 꽃을 여러분 곁에 두면 여러분은 항상 진정성을 가지고 행동을 할 수 있게 된다.

벚나무는 로맨틱한 만남을 가지기에 굉장히 좋은 장소이다. 벚나무는 두 사람이 맺고 있는 관계를 더 진실되게 만들어 주고 또한 마음을 편하게 만들어 주기도 한다. 여러분이 뒤뜰에 벚나무를 키우게 된다면 배우자와의 관계가 더 좋아질 수 있다.

벚꽃이 전하는 메시지: "당신은 더 이상 철부지 어린아이 같은 행동을 해서는 안 됩니다. 그 말이 무슨 말인지를 이해한다면 저와 함께 현재의 상황을 극복할 수 있습니다. 당신은 언제나 완벽한 신사 숙녀가 되어 그에 걸맞은 행동을 하고 살아야 합니다. 저는 언제나 당신이 상황에 맞는 행동 습관을 가질 수 있게 도움을 줄 수 있습니다."

21. 국화
Chrysanthemum

학명: Chrysanthemum indicum

에너지 특성: 가족 구성원의 결속력을 더 강하게 만들어 주고 형제나 자매간에 사이가 안 좋다면 그것을 치유해 준다. 가족 모두를 하나로 만들어 준다.

대천사: 카무엘, 라구엘

차크라: 근원, 태양신경총, 심장

힐링 설명: 국화는 친절하고 따스하고 편안함을 느끼는 포옹과 같은 꽃이다. 그래서 국화는 한 지붕 아래 사는 가족들이 평화롭게 동고동락할 수 있게 해 준다. 그리고 질투와 경쟁심처럼 자기만 생각하는 마음을 버리게 한다.

국화는 서로 한마음이 되지 못하는 사람들 사이에서 효과적으로 사용할 수 있다. 국화꽃을 그런 장소에 두면 서로 옥신각신하는 상황이 없어지고 웃음이 더 많아지게 된다. 특히 여러 사람을 초대한 저녁식사 자리에 국화꽃으로 장식을 해 놓으면 굉장히 좋은 분위기가 만들어진다.

국화꽃이 전하는 메시지: "저는 가족들을 더 밀접하게 결속력을 가질 수 있게 도움을 주고 그룹 모임에서 균열이 생겼을 때 그것을 치유해 줄 수 있습니다. 제가 있다면 가족들은 전보다 더 가까워지게 되고 서로 위해 주고 사랑하면서 함께 지낼 수 있게 됩니다. 질투심이 생길 때마다 제가 있다면 그런 마음이 모두 없어지게 될 것입니다. 저는 모든 사람이 즐겁고 사랑하게 될 수 있으면 좋겠습니다. 가족들 사이에 함께 있는 것이 저는 좋습니다. 그래서 자꾸 어긋나거나 불만만 가득한 가정이 있다면 많은 도움을 주고 싶습니다."

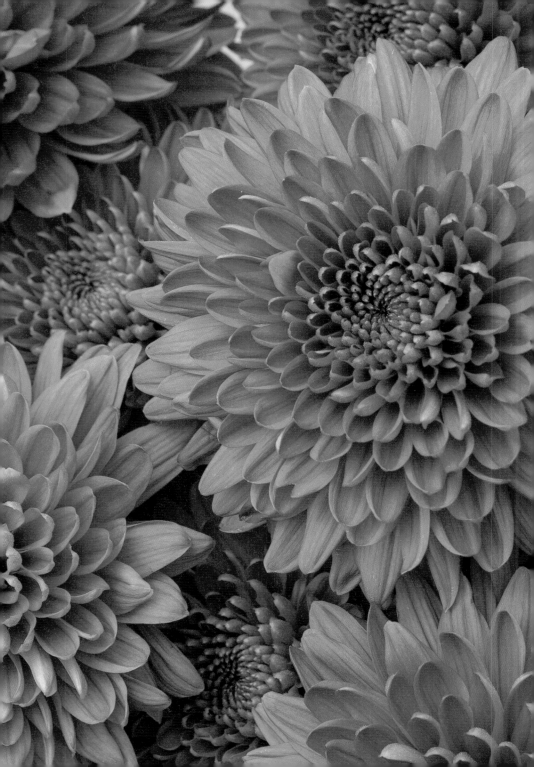

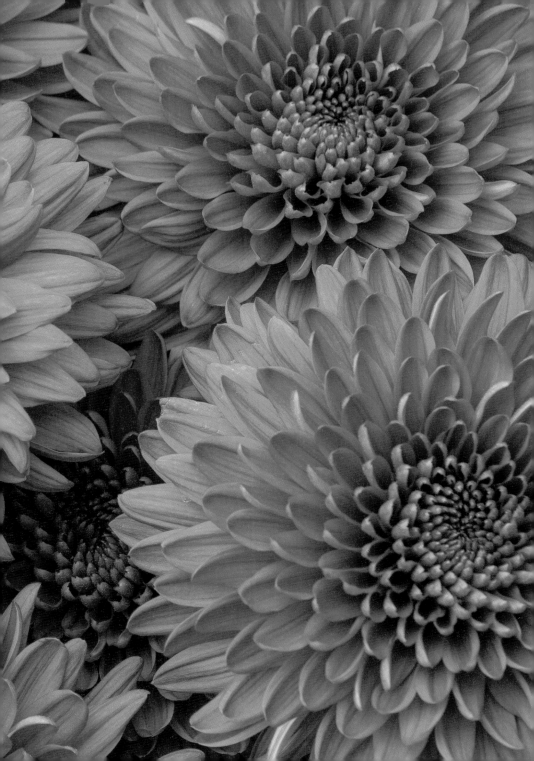

22. 클로버

학명: Trifolium spp.

흔하게 보는 품종들: 흰꽃클로버 또는 흰토끼풀(Trifolium repens), 붉은클로버 또는 붉은토끼풀(Trifolium pretense)

에너지 특성: 인내, 도움, 미래를 향해 가는 것, 금전적인 이득과 목표 달성

대천사: 예레미엘, 라지엘, 우리엘

차크라: 근원, 심장, 크라운

힐링 설명: 사람들은 흔히 녹색 클로버 잎에만 관심을 가지려는 경향이 있다. 여기서는 클로버 잎보다 클로버 꽃에 대해 집중을 하도록 하자. 클로버는 수많은 나라에서 잡초처럼 자라고 있어 누구나 쉽게 볼 수 있다. 클로버 꽃으로 만든 화관은 현재의 상황을 극복해 나가는 데 강력한 치유제가 될 수 있으며 금전적인 문제들도 해결할 수 있게 해 준다.

클로버 꽃을 최대한 가까이에 여러분 곁에 둘수록 더 좋다. 예를 들어 여러분의 주머니나 가방 안에 클로버 꽃을 넣고 하루 종일 다닐 수 있다면 효과가 더 좋을 수 있다. 또 클로버 꽃을 팔찌를 만들어 볼 수도 있다. 최대한 길게 클로버 꽃으로 된 팔찌를 만들어 보도록 하자.

클로버가 전하는 메시지: "제가 비록 보잘것없는 아주 작은 꽃에 불과할지라도 저는 인내의 에너지를 당신에게 전해 줍니다. 또 힘들고 어려

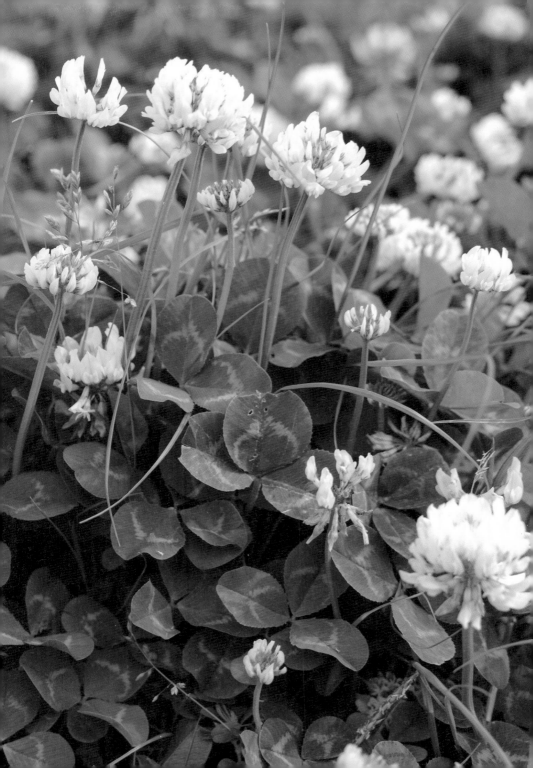

운 일에 부딪쳤을 때 극복해 나갈 수 있게 도움을 주기도 합니다. 힘든 시간들을 헤쳐 나갈 때 스스로 모든 짐을 지려고 하지 말고 누군가의 도움을 받아야 합니다. 그럴 준비가 되었다면 당신의 수호천사가 전하는 도움을 받고 당신의 인생 속으로 그들을 부르기 바랍니다.

저는 당신의 금전적인 꿈을 이룰 수 있게 도움을 주며 지금이라도 놀랄 만한 결과들을 얻게 될 것입니다. 저와 함께한다면 당신은 더 이상 손에 닿지 않는 먼 곳에 있는 요술 항아리를 꿈꾸지 않아도 됩니다. 대신 제가 당신이 손만 뻗으면 쉽게 잡을 수 있게 할 것입니다. 지금부터는 당신을 위한 시간만 존재할 뿐입니다. 당신이 지금까지 열심히 살아왔다는 것을 알기 때문에 이제부터는 당신이 흘린 땀에 대한 보상을 받게 하고 싶습니다."

23. 꽃사과
Crab apple

학명: Malus spp.

에너지 특성: 신뢰, 목표를 향해 계획을 세우고 방향 정립 그리고 새로운 제안에 대한 브레인스토밍. 자신의 생각을 다른 사람들과 공유한다.

대천사: 가브리엘

차크라: 근원, 천골

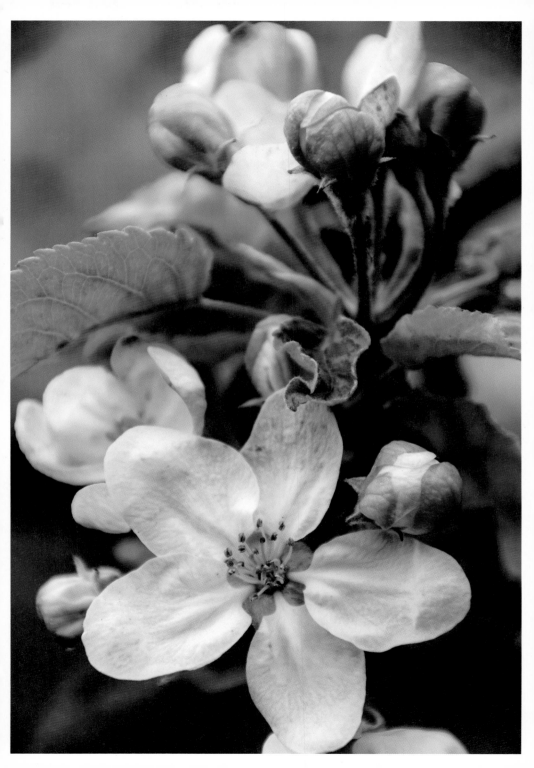

힐링 설명: 이 꽃은 여러분이 설정해 놓은 목표에 대해 확신을 갖게 해 주며 앞만 보고 갈 수 있도록 용기를 준다. 새로운 생각이나 새로운 방향이 떠오르게 되면 꽃사과는 언제나 여러분이 마음 놓고 새로운 길을 갈 수 있게 해 준다.

또한 여러분이 가지고 있는 생각에 도움이 되는 것이 있다면 그것이 무엇이든 여러분 앞에 나타날 수 있게 해 준다. 꽃사과의 대표적인 에너지는 신뢰이다. 그렇기 때문에 여러분이 정한 길을 갈 때 그 믿음이 흔들리지 않고 변함없이 갈 수 있는 확신을 전해 준다. 여러분의 생각을 다른 모든 사람들과 함께 나눌 수 있는 길도 머지않아 함께할 것이다.

꽃사과가 전하는 메시지: "새로운 생각에 대한 확신은 일반적으로 대부분의 사람들이 가지기 힘든 것 중 하나입니다. 오히려 그것은 신의 영역에 해당하는 부분이기도 합니다. 그래서 이렇게 제가 당신 앞에서 그런 확신을 주려고 합니다. 당신이 올바른 결정을 내렸다고 분명히 말하면서 당신에게 확신을 심어 줄 것입니다. 그리고 당신의 생각을 실천에 옮길 수 있게 인도할 것입니다. 처음에는 혼란에 빠질 수도 있지만 그래도 인내심을 가지고 기다리세요. 그러면 제가 당신에게 필요한 만큼의 사람과 돈 그리고 방법들을 전해 줄 것입니다. 병아리가 알을 깨고 나오듯이 당신은 이제 당신을 둘러싸고 있는 벽을 뚫고 나오게 될 것입니다. 당신의 생각들이 얼마나 훌륭한지 세상에 보여 주세요."

24. 크로커스

Crocus

학명: Crocus spp.

에너지 특성: 영적인 것을 전해 주는 능력을 증진시키고 배움에 대한 용기를 심어 준다.

대천사: 라지엘

차크라: 제3의 눈, 크라운

힐링 설명: 크로커스는 여러분에게 자신감과 용기를 전해 준다. 여러분이 영적인 능력을 가지는 것을 목표로 했다면 그것을 향해 한 단계 더 도약할 수 있는 목표에 대한 믿음을 갖게 해 준다. 이 꽃은 앞으로 여러분의 인생이 어떻게 펼쳐질지 잘 알고 있으며, 또 어떤 힘든 일들이 벌어질지도 알고 있다. 그렇기 때문에 여러분이 두려움에 사로잡히게 될 때 이 꽃이 전하는 메시지를 듣게 될 수도 있다.

두려움은 언제나 여러분이 사랑하는 사람들로부터 전해 듣고 배워야 하는 것들을 방해하기 마련이다.

이 책을 읽고 있는 독자라면 이미 누군가를 가르쳐 줄 수 있는 상태가 된 것이다. 이 책에 있는 내용을 누군가에게 설명한다면 그것은 곧 누군가가 여러분에게 가르침을 받고 있는 셈이 되는 것이다. 여러분에게는 지극히 상식적인 아주 작은 내용일지라도 그것이 다른 누군가에게는 깊은 감명을 줄 수도 있다. 지금부터 한 단계 더 높이 뛰어 올라서

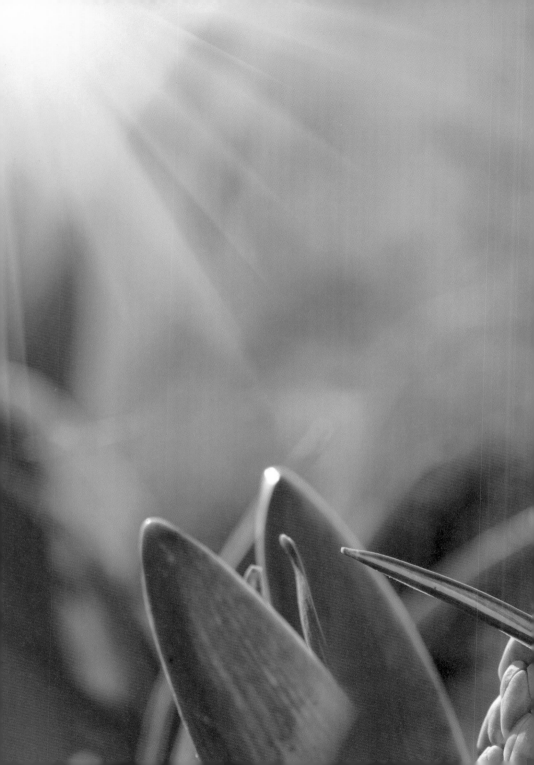

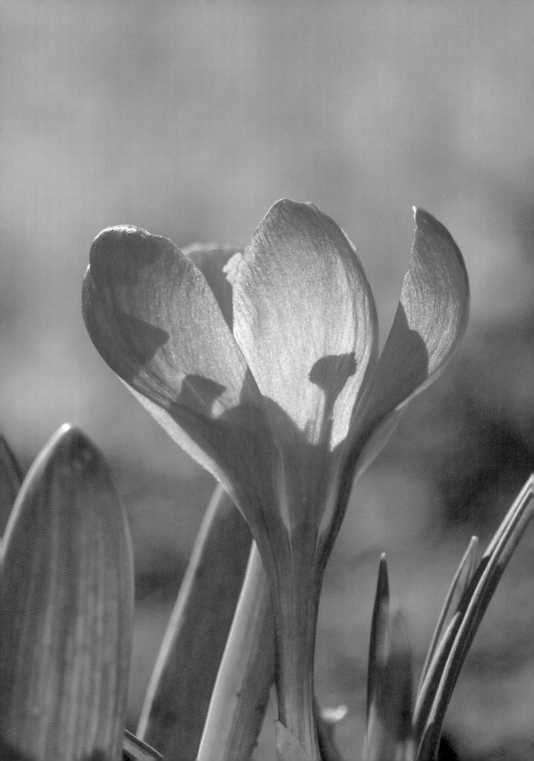

영적인 그 무엇인가를 가르쳐 주고 싶다는 생각을 하기 바라며 계속적으로 영감을 불어넣어 주는 사람이 되었으면 좋겠다.

크로커스가 전하는 메시지: "당신은 영감을 불어넣어 주는 사람입니다. 제발 더 이상 그런 사람이 된 것에 대한 의심은 갖지 마세요. 저는 이 말을 당신 마음 깊숙이 전해 주고 싶습니다. 이미 당신은 그런 사람으로서의 능력을 가지게 된 것입니다. 당신은 충분히 현명하고 다른 사람들을 사랑하는 마음 또한 충만합니다. 많은 사람들 앞에서 가르침을 시작할 필요도 없습니다. 당신의 가르침을 전하는 사람이 단 한 명이라도 충분합니다. 그렇게 되면 제가 가지고 있는 에너지가 전이되기 시작합니다.

신이 준 당신의 능력을 받아들이게 된다면 그 다음에는 천사들이 당신을 지켜 주기 시작할 것입니다. 흥분되고 놀라운 여행을 시작해 보세요. 당신의 능력 안에는 다른 사람들에게 축복이 될 만한 그런 것들이 넘쳐납니다. 아직까지 그런 능력을 제대로 발휘하기 위한 교육을 받은 적이 없다고 걱정할 필요도 없습니다. 이미 당신은 그럴 수 있는 모든 것들을 가지고 있습니다. 당신이 하늘로부터 받은 그 능력을 당신 주위에 있는 사람들과 함께하는 것을 시작해 보세요. 그러면 제가 당신 앞에 많은 사람들을 불러 모아 앉게 할 것입니다. 언제나 겸손하고 다른 사람 위에 있다고 생각하지 마세요. 그래야만 당신이 앞으로 더 발전하는 모습을 볼 수 있습니다."

25. 수선화
Daffodil

다른 이름: 렌트릴리(Lent lily), 나르키소스(Narcissus)

학명: Narcissus spp.

에너지 특성: 커뮤니케이션 통로를 활짝 열고 글을 쓰는 것과 말하는 것을 돕는다. 목표한 바를 이루도록 한다.

대천사: 가브리엘, 미카엘, 라파엘

차크라: 목, 심장, 제3의 눈

힐링 설명: 수선화는 커뮤니케이션과 관련된 최고의 꽃이고 대천사 가브리엘과 밀접하게 연결되어 있다.

또한 여러분이 부여받은 일을 무사히 끝낼 수 있게 도움을 준다. 수선화가 지니고 있는 에너지는 커뮤니케이션의 모든 형태들, 즉 말하기나 쓰기 등에 영향을 주고 사랑에 관련된 모든 말들을 좋게 표현할 수 있게 해 준다.

여러분이 많은 사람들 앞에서 말을 할 때 수선화는 여러분에게 자신감을 불어넣어 주고 사람들이 여러분의 말에 귀를 기울이도록 만들어 준다. 그리고 말하는 것이 불편한 사람이나 잘 못하는 어린아이들에게도 도움을 준다.

수선화가 전하는 메시지: "저를 당신 곁에 둔다면 당신의 커뮤니케이션 능력이 좋아지게 될 것입니다. 저는 당신의 목에 있는 차크라를 발달

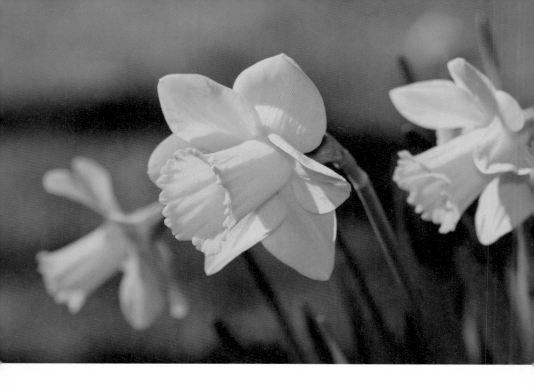

시켜서 사랑이 듬뿍 담긴 진심어린 말들만 할 수 있게 할 것입니다. 또한 아직 표현력이 부족한 어린이들이나 약간의 장애를 가지고 있는 어린이들이 편하게 말을 할 수 있게 도움을 줄 수도 있습니다. 그래서 그런 아이들은 말하는 것에 대한 행복함을 느끼게 되고 다른 사람들이 좋지 않게 생각하는 것도 없어지게 될 것입니다.

저는 또한 당신이 여러 사람들 앞에서 말을 할 때 자신감이 넘치고 조리 있게 할 수 있도록 도움을 줍니다. 그리고 당신이 글 쓰는 것에 집중할 수 있도록 만드는 놀라운 능력도 가지고 있습니다. 정확한 스케줄 아래에서 당신이 계획한 일들을 무리 없이 마무리할 수 있도록 안내할 것입니다. 저는 당신에게 필요한 사랑과 평화의 에너지를 전해 줍니다."

26. 달리아
Dahlia

학명: Dahlia spp.

에너지 특성: 다른 사람과의 차별성을 가질 수 있는 역량 강화

대천사: 미카엘, 자드키엘(Zadkiel)

차크라: 근원, 크라운

힐링 설명: 달리아는 여러분이 자신의 인생을 살아야 하는 이유를 풀어나가야 할 유일한 존재이자 능력을 가진 사람이라는 사실을 상기시켜 준다. 여기서 능력을 가졌다 함은 절대 억지로 밀어붙이거나 강제성을 띠거나 다른 사람에게 피해를 주는 것을 말하는 것이 아니다. 여러분은 각자의 인생을 적극적이고 조화롭게 변화시켜 나갈 수 있다. 달리아는 여러분의 마음 깊숙이 있는 내면의 소리에 귀를 기울이고 그것을 따라 살 수 있게 용기를 준다. 천사들이 전해 주는 에너지는 언제나 사랑과 평화를 담고 있지만 반대로 각자의 내면 안에 있는 자아는 힘들고 거칠며 힘으로 제압하려고 한다는 사실을 꼭 명심하기 바란다.

달리아가 전하는 메시지: "맞아요. 당신은 진정한 차별성을 만들어 낼 수 있답니다. 당신의 마음 안에는 놀라운 빛이 존재합니다. 모든 사람들이 당신이 가지고 있는 진정한 내면의 아름다움에 빠질 수 있다는 사실을 받아들였으면 좋겠습니다. 인간은 누구나 살아가는 이유가 있습니다. 그렇기 때문에 이제 당신도 당신이 살아가는 이유에 대해 정확히 알

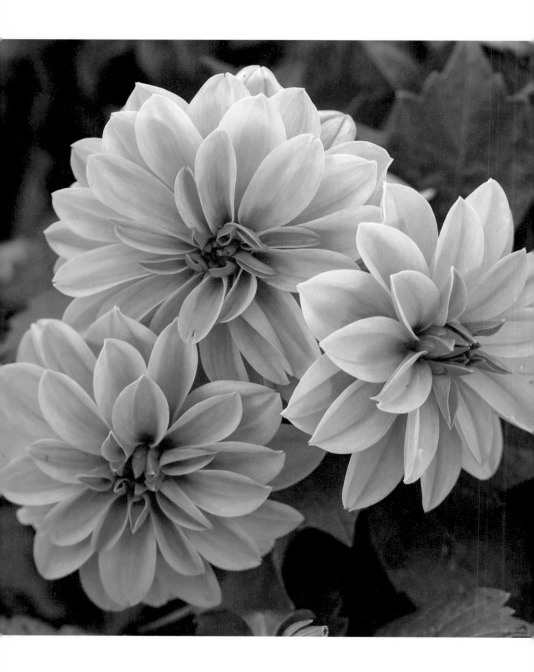

아야 합니다. 그것은 어느 누구도 아닌 당신만이 해결해야 할 문제이며 풀어 가는 동안 천사들이 당신을 인도해 줄 것입니다. 천사들은 당신을 절대 흔들지 않게 꼭 붙잡아 줄 것입니다.

　당신이 가지고 있는 능력을 인정하게 되면 당신은 주위에 있는 다른 사람들의 삶과 완전히 달라질 수 있습니다. 솔선수범이라는 말을 꼭 명심하기 바랍니다. 당신이 평화롭게 일을 해결해 나간다면 다른 사람들도 그런 당신의 모습을 보면서 같은 길을 가게 될 것입니다. 당신은 사랑이라는 능력을 가지고 있습니다. 이제 살아가야 할 이유에 대해 명확히 하고 풀어가야 할 시간입니다. 당신 자신을 먼저 바꾸면 주위도 바꿀 수 있고 언젠가는 세상도 바뀌게 할 수 있습니다."

27. 데이지

Daisy

다른 이름: 데이지(Common daisy, Lawn daisy, English daisy)

학명: Bellis perennis

에너지 특성: 부담과 스트레스 해소, 편안한 생활을 즐길 수 있게 하며 안정과 자기 자신을 돌볼 수 있게끔 한다.

대천사: 메타트론

차크라: 근원, 천골, 태양신경총, 크라운

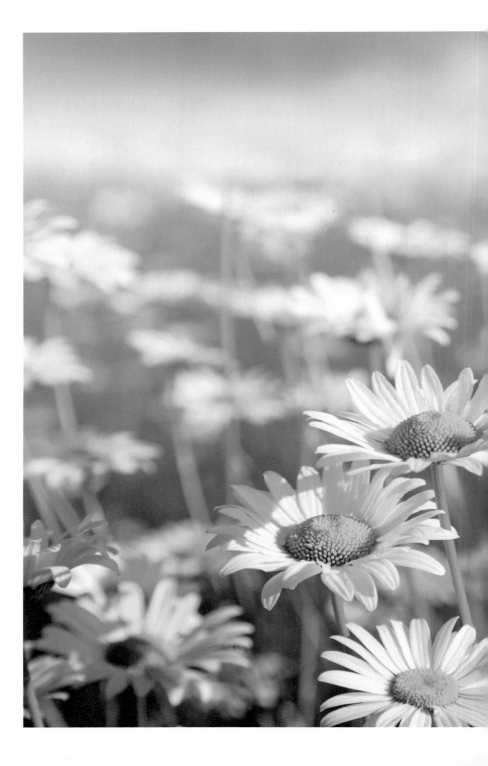

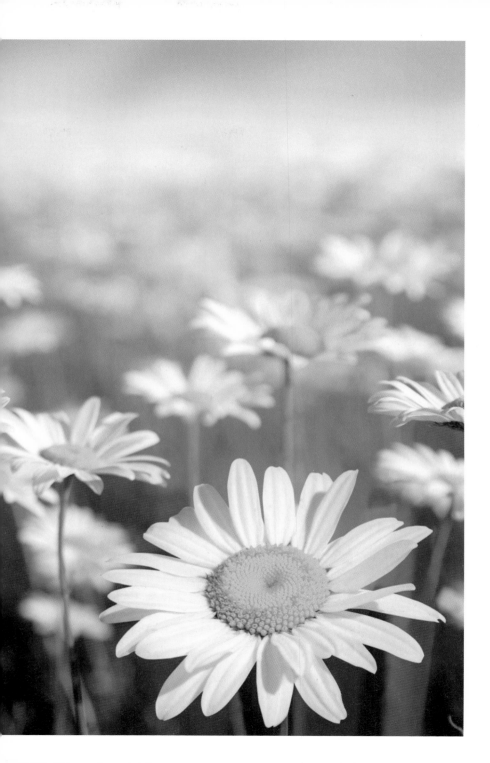

힐링 설명: 지금 여러분 곁에 데이지가 있거나 아니면 이 페이지에 있는 데이지를 보면서 깊은 매력을 느낀다면 더 주목할 필요가 있다. 왜냐하면 여러분이 지금 무척 지친 상태이므로 편하게 휴식을 취하면서 재충전해야 할 시간일 수도 있기 때문이다. 여러분이 요즘 정말 정신없이 바쁘게 지내고 있었다면 데이지가 여러분에게 이제는 잠깐 쉬어야 할 때라고 알려 주고 있는 것이다.

데이지가 여러분을 치유해 주고 여러분의 어깨를 짓누르고 있는 스트레스를 덜어 놓도록 하자. 어렸을 때 데이지로 만든 화환을 가지고 놀던 때를 떠올려 보자. 그때 데이지가 여러분에게 주었던 편안함을 잊어서는 안 된다. 데이지는 여러분에게 무엇이 중요한지를 다시 한 번 깨닫게 할 수 있도록 마음의 안정을 가져다준다.

데이지가 전하는 메시지: "당신은 이제 좀 단순해질 필요가 있습니다. 지금까지 너무 많은 일들을 해왔기 때문에 지금 너무 연약한 상태가 되어 있습니다. 당신의 에너지는 밑바닥까지 내려왔고 그래서 쉽게 피곤해지는 일이 많아졌습니다. 이제 더 이상은 그런 상태로 지내서는 안 됩니다. 제가 당신 곁에 있다면 모든 걱정과 스트레스를 멀리 떨쳐 버리게 할 것입니다.

모든 것을 훌훌 털어 버리고 몸과 마음의 안정을 찾을 수 있도록 당신을 치유하게 해 주세요. 혹시라도 당신에게 휴식과 안정이 어울리지 않는 단어라고 생각할지도 모르겠지만, 휴식과 안정은 당신의 일상생활 속에서 일부분이 되어야만 합니다. 저는 당신이 자기 자신을 돌보기를 바라고 또 당신이 좋아하는 일들을 하면서 아니면 안정을 취할 수 있는 그런 방법을 통해 하루하루를 소중하게 보냈으면 좋겠습니다. 당신의 스트레스를 멀리 날려 버리게 휴식을 취하세요."

28. 민들레

Dandelion

학명: Taraxacum of-cinale

에너지 특성: 몸 안의 나쁜 에너지를 없애 주고 감정 조절을 할 수 있게 해 주며 소원을 이루어 준다.

대천사: 조피엘, 라구엘, 라파엘, 라지엘

차크라: 근원, 심장, 목, 크라운

힐링 설명: 민들레의 노란 꽃은 분노와 화, 비통함 그리고 질투심을 가라앉혀 준다. 민들레는 이러한 나쁜 감정들을 단순히 사라지게 하기보다는 왜 여러분이 그런 기분이 들었는지 정확한 이유에 대해 생각해 볼 수 있게 만든다. 그래서 그런 감정들의 원인이 무엇인지 정확히 이해할 수 있게 해서 다음에 또 그런 상황이 생겼을 때 좀 더 슬기롭게 대처할 수 있도록 도와준다.

흰 눈뭉치처럼 생긴 민들레 씨앗은 여러분의 소원이 이루어지도록 하는 데 크게 도움이 된다. 민들레 씨앗을 손에 들고 잠깐 동안 눈을 감은 후 숨을 깊게 들이 마시자. 그러고는 여러분이 바라는 일과 꼭 이루어졌으면 하는 목표에 대해 생각하자. 마음속으로 여러분이 원하는 일들이 모두 이루어졌을 때를 상상하면서 두 번 심호흡을 깊고 천천히 하자. 그리고 세 번째 숨을 들이마시면서 눈을 뜨고 힘차게 숨을 내뱉어 하늘로 민들레 씨앗을 흩날려 보자. 그러면 그 씨앗들이 작은 전령이 되어 여러분의 소원이 이루어질 수 있도록 도움을 줄 것이다.

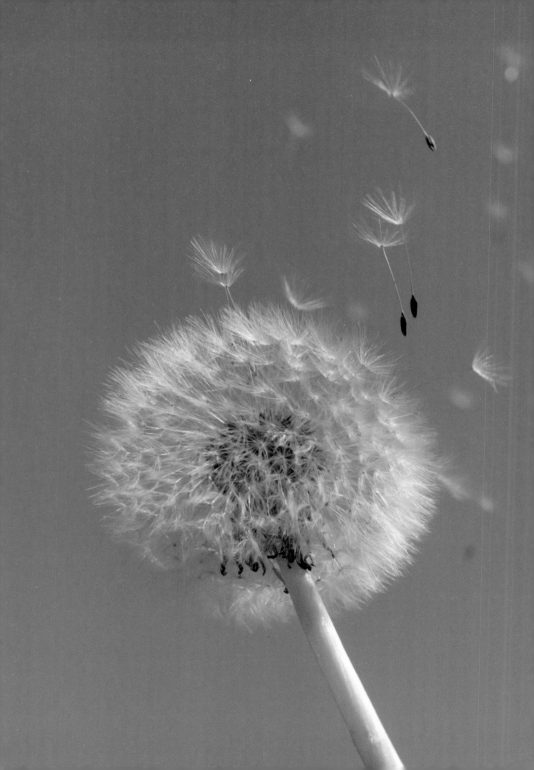

민들레가 전하는 메시지: "언제나 천사들에게 도움을 요청할 수 있다는 사실을 잊지 마세요. 천사들은 당신이 원할 때면 언제나 곁으로 달려와서 당신에게 필요한 마음의 안정과 사랑을 전해줄 것입니다. 저는 당신에게 드리운 비통함과 분노와 같은 나쁜 감정들을 벗어나게 할 수 있습니다. 당신이 그런 감정들이 왜 생겨났는지만 정확히 알게 되면 그 다음부터는 그런 감정들을 어떻게 다스리고 사라지게 할 수 있는지 깨닫게 될 것입니다. 정신이 미쳐간다는 것은 결국 나쁜 감정들이 잘못된 방향으로 흘러가면서 생기는 것이고 또 육체가 그런 감정들을 어떻게 제어하는지를 몰라서 벌어지는 일이기도 합니다.

당신이 처한 눈앞의 상황들을 바라보면서 당신 때문에 화가 나고 좌절감이 생기는 것인지 아니면 다른 사람 때문에 그런 것인지 정확히 알아야 합니다. 저는 또한 당신의 소원을 이루는 데 도움을 줄 수도 있습니다."

29. 델피니움
Delphinium

다른 이름: 참제비고깔

학명: Delphinium spp.

에너지 특성: 원하는 것을 이루고 책임감을 생기게 하며 신뢰, 방어

대천사: 미카엘, 산달폰

차크라: 근원, 천골, 태양신경총, 제3의 눈, 크라운

힐링 설명: 델피니움은 여러분이 한 단계 더 발전하려는 기로에서 드는 어떤 의구심도 없애게 한다. 여러분을 올바른 방향으로 나아가도록 인도하며 실행에 옮길 수 있을 만큼 충분한 능력이 있다는 사실을 계속 일깨워 준다. 또한 델피니움은 신이 여러분을 인도하고 뒤에서 밀어 주고 있다는 것에 대한 강한 믿음을 가질 수 있도록 한다. 모든 일은 여러분이 강한 믿음을 가지고 있을 때만이 최상의 결과를 얻을 수 있다.

델피니움은 바다와 밀접한 연관이 있는데 델피니움이라는 이름은 돌핀(dolphin)을 뜻하는 그리스어에서 유래되었는데, 꽃봉오리가 돌고래의 코와 비슷하게 생겼다고 해서 그런 이름이 붙은 것이다. 그렇기 때문에 델피니움은 여러분이 바다에 있을 때 특히 다이빙이나 수영을 자주 한다면 여러분을 보호하는 역할을 한다.

델피니움이 전하는 메시지: "당신은 어떤 일을 하고 어떤 목표를 가지든지 그것을 이루어 낼 만큼 충분한 능력이 있습니다. 전혀 불가능할 것처럼 보이는 일이라도 당신에게는 뛰어난 능력이 있기 때문에 더 이상 머뭇거리지 말고 목표를 향해 나가라고 제가 옆에서 계속 말을 할 것입니다. 더 이상 생각은 그만하고 행동에 옮기라고 말입니다. 두려움을 던져 버리고 새롭게 시작되는 모험을 즐기세요. 지금 더 높은 곳을 향해 올라가고 있다면 더 빠르게 올라가도록 제가 도움을 줄 수 있습니다. 당신이 이겨 내기에 벅차한다는 것을 알지만 그래도 두려움은 버리세요. 저를 믿고 천사들을 믿는다면 당신은 믿기지 못할 만큼 빠른 시간 안에 깜짝 놀랄 만한 결과를 얻게 될 것입니다.

바다와 밀접한 저의 능력은 바다와 함께 살아가는 사람들에게도 큰

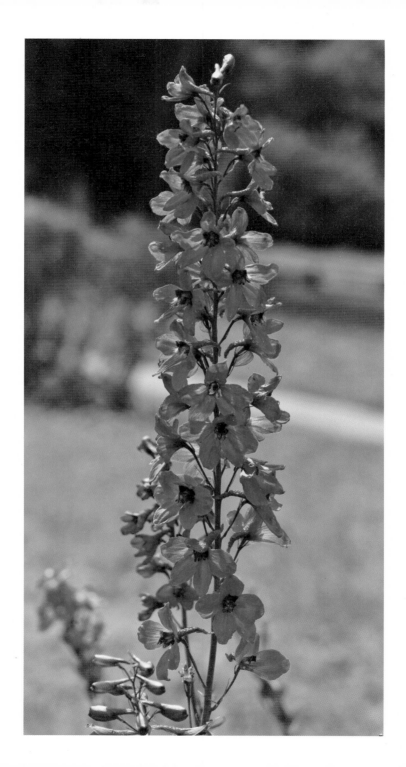

도움이 됩니다. 저는 수영과 다이빙을 즐기는 사람들이라면 그 누구든지 보호해 줄 것이며 당신이 바다에 머무르는 시간 동안 안전하게 지켜 줄 것입니다."

30. 패랭이꽃
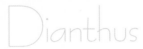

학명: Dianthus spp.

변종: 수염패랭이꽃

에너지 특성: 즐거움과 사랑 그리고 로망스를 불러온다. 소원을 이루어 주기도 하며 다재다능함을 주기도 한다.

대천사: 가브리엘, 조피엘, 메타트론, 미카엘, 라파엘, 우리엘

차크라: 모든 차크라들

힐링 설명: 패랭이꽃은 여러분에게 많은 즐거움을 선사한다. 항상 여러분 주위에는 사랑하는 사람들이 모여들게 되고 여러분은 마음을 활짝 열고 그들과 함께한다. 패랭이꽃은 여러분이 가지고 있는 소원을 이룰 수 있게 하며 그 소원을 향해 나갈 수 있게 길을 인도한다. 그리고 또한 여러분 내면에 있는 즐거움이 무엇인지 깨닫게 해 주기도 한다. 그렇게 되면 다른 사람들에게 줄 수 있는 것이 무엇인지를 알게 되며 결국은 여러분과 함께 치유의 과정을 함께하게 될 것이다.

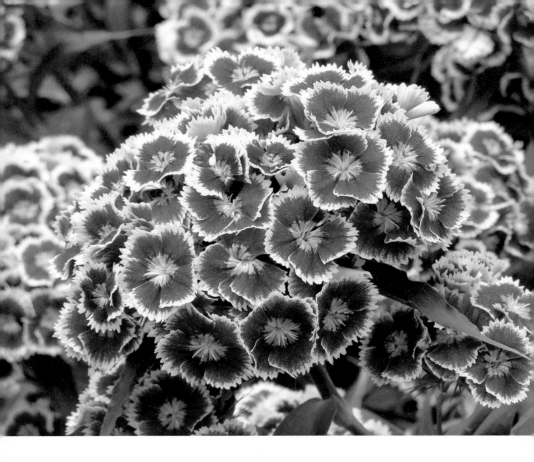

패랭이꽃은 또한 여러분이 가지고 있는 모든 근심, 걱정들을 이겨 낼 수
있는 힘을 전해 주기도 한다. 여러분이 지금 처한 상황을 이겨 낼 힘이
없다고 생각된다면 패랭이꽃이 그 힘을 찾아 줄 것이다.

패랭이꽃이 전하는 메시지: "저는 당신에게 즐거움과 사랑 그리고 넘
쳐나는 에너지를 전해 줍니다. 저를 항상 제일 먼저 생각해 주세요. 그
러면 당신이 마음속으로 원하는 일들이 이루어지도록 도움을 줄 것이
고 언제든 당신에게 안락함을 선사할 것입니다. 저는 당신에게 여러 갈
래의 길을 보여 줄 것입니다. 그리고 당신이 원하는 최고의 결과를 얻기

위해서 당신과 함께 힘을 합쳐 나갈 것입니다.

매우 유쾌하고 신나는 여정을 저와 함께 떠날 준비가 되셨나요? 지금 바로 이순간이 당신이 진정으로 행복해야 하는 시간입니다.

마음속으로 오랫동안 갈망하던 일들이 절대 이루어지지 않을 것이라고 생각하지 마세요. 당신의 인생은 사랑과 즐거움으로 충분히 넘쳐날 수 있습니다. 제가 당신에게 완전한 평온의 상태를 만들어 드리겠습니다. 그렇게 되면 당신은 다른 사람들에게 영감을 불어넣어 줄 수도 있게 됩니다."

31. 에키나시아

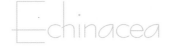

학명: Echinacea spp.

에너지 특성: 마음의 눈을 뜨게 하고, 예지력을 갖게 하며 두려움을 없애 준다.

대천사: 미카엘

차크라: 제3의 눈

힐링 설명: 에키나시아는 인간의 면역 체계에 자극을 주는 능력을 가지고 있다고 알려져 있다. 육체뿐만 아니라 에너지적인 측면에서도 좋은 작용을 한다. 에키나시아는 제3의 눈 차크라와 굉장히 밀접한 관련

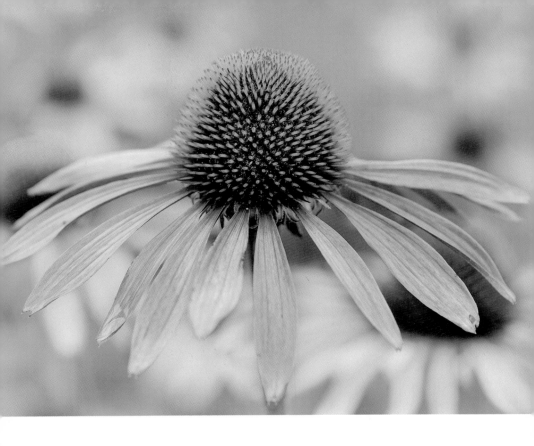

이 있어 통찰력이나 예지력을 좋게 해 준다. 여러분이 혹시나 신이 주신 재능을 만끽하지 못하고 오히려 그것으로부터 오는 두려움에 빠져 있다면 에키나시아는 그런 두려움을 없애 주기도 한다.

여러분이 에키나시아와 계속 함께한다면 여러분이 가지고 있는 영적인 능력에 대해 알게 될 것이다.

에키나시아로 차를 달여 마시면 여러분의 예지력은 더 발전하게 된다.

에키나시아가 전하는 메시지: "저는 당신이 가지고 있는 신통한 능력을 발휘하지 못하게 하고 있는 모든 장애물들을 깨끗이 없애 줍니다. 그런 능력은 당신이 태어날 때부터 가지고 있던 당신만의 것입니다. 당신이 약간의 두려움을 가지고 있을 수도 있지만 그렇다고 걱정할 필요는 전혀 없습니다. 제가 당신이 걱정하는 그런 두려운 일들이 실제로 일어나지 못하도록 할 것입니다. 당신의 천사들은 사랑과 보살핌의 메시지들만 당신에게 전해 줄 것입니다.

예지력의 문을 활짝 여세요. 그러면 당신은 사랑과 즐거움으로 넘쳐나게 될 것입니다."

32. 유칼립투스
Eucalyptus

다른 이름: 검트리(Gum tree)

학명: Eucalyptus spp.

에너지 특성: 축복과 기적이 일어나며 천사들의 도움을 받게 된다.

대천사: 메타트론, 미카엘, 라파엘, 라지엘

차크라: 근원, 목, 제3의 눈, 크라운

힐링 설명: 유칼립투스는 여러분이 도움이 필요할 때면 언제나 여러분의 바람을 들어준다. 이 꽃은 여러분의 생활에서 놀랍도록 많은 변화를 가져다준다. 수많은 축복들을 받을 수 있으므로 팔과 마음을 활짝 벌려 유칼립투스의 에너지를 받도록 하자.

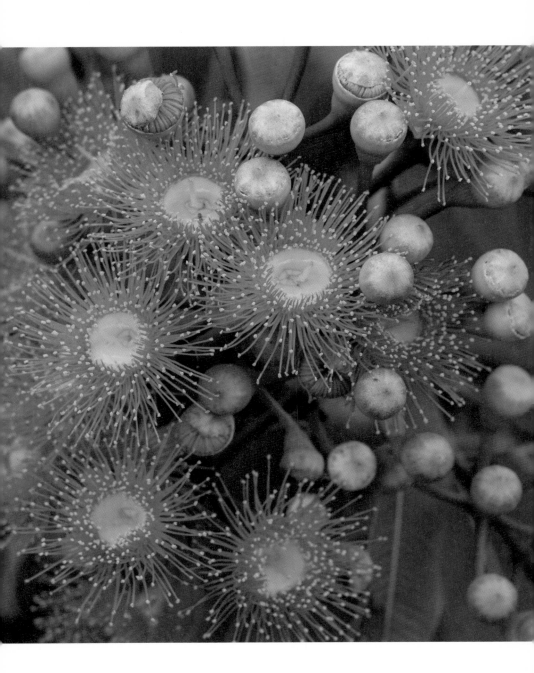

유칼립투스가 전하는 메시지: "저는 천천히 당신의 마음을 열게 한 후 당신 스스로 많은 축복들을 받을 수 있게 합니다. 당신은 충분히 그럴 만한 사람이므로 사랑을 받아들이세요. 매일 매시간 천사들이 당신이 곁에 있을 것이고 저 역시 그럴 것입니다. 당신 스스로 그런 것들을 받아들이고 자발적으로 치유의 과정을 거치려고 하기 전까지는 아무것도 일어나지 않는다는 사실을 명심하세요.

당신이 스스로 모든 것들을 받아들일 준비가 된다면 저와 천사들이 당신을 도울 것입니다. 또한 그런 상태가 된다면 당신 주위에서 기적과 같은 일들이 벌어지는 것을 보게 될 것입니다. 그리고 당신의 인생은 훨씬 더 잘 풀리게 될 것이며 신과 천사들이 당신이 필요로 하는 것 모두를 전해 주게 됩니다. 당신이 최고의 능력을 발휘할 수 있는 기반을 만들어 주어서 엄청난 기회들을 얻게 될 것이며, 더 행복해지고 건강해지며 더 사랑받는 사람이 되게 할 것입니다."

33. 물망초

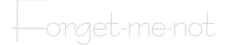

학명: Myosotis spp.

에너지 특성: 과거의 일 때문에 생긴 트라우마를 치유해 주고 별들과 그리고 다른 행성들과 연결을 시켜 준다.

대천사: 라지엘

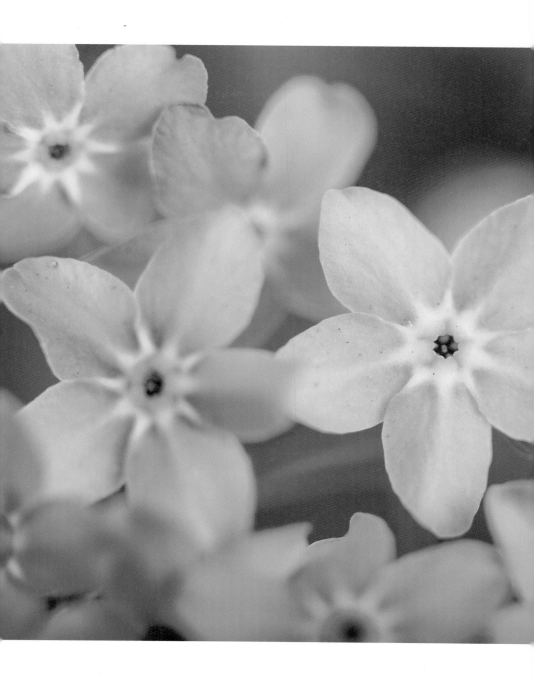

차크라: 제3의 눈, 크라운

힐링 설명: 물망초는 현재의 생활에서 중요한 도움이 될 수도 있는 과거를 잊지 않도록 해 준다. 즉, 당신이 선택한 길에서 과거와 반복되는 패턴이 있다면 그 경험을 되살릴 수 있게 해 주고, 좀 더 깊이 있게 생각해 볼 수 있도록 만든다.

물망초와 함께 있으면 종종 심오한 생각 속에 빠지게 되는데, 그때 생각나는 과거의 기억 속에서 교훈과 사랑을 얻게 된다. 그리고 죄책감이나 당신이 기억하고 싶지 않은 다른 감정들은 자연스럽게 지우게 된다. 그렇게 되면 그 다음부터는 미래만 보고 내달릴 수 있게 되는데, 이런 치유의 시간을 무척이나 편하게 보낼 수 있게 한다. 물망초는 별들과 다른 행성들과도 연계가 되어 있다. 그래서 우주에 관심이 있는 사람들은 이 꽃을 옆에 두고 있으면 많은 이점을 가질 수도 있다.

물망초가 전하는 메시지: "지금 당신이 과거의 지난 일 때문에 지금도 영향을 받고 있는 상황에 처해 있다면 저를 바라보면서 당신의 과거로 함께 여행을 떠나 보세요. 그러면 어디서부터 어떻게 잘못됐는지 그 원인을 찾을 수 있을 것입니다.

그리고 그 여행을 끝마치고 돌아오면 지금 처한 상황을 정확히 판단할 수 있게 되고, 당신이 지금 가진 능력들에 대해 다시 한 번 깨닫게 될 것입니다. 당신의 걱정거리에 대해 그 근원을 정확히 알게 되면 그 교훈을 통해 과거의 아픈 기억들을 치유할 수 있게 됩니다. 당신 자신을 알기 위해서 떠나는 여행이 아닙니다. 자신을 자책하지 말고 과거의 나쁜 일이 다시는 반복되지 않도록 교훈을 얻고자 떠나는 여행입니다. 지금이라도 반복해서 일어나는 나쁜 일들을 더 이상 내버려두지 마세요."

34. 프랜지파니

Frangipani

다른 이름: 프루메리아(Plumeria)

학명: Plumeria spp.

에너지 특성: 영적인 커뮤니케이션 능력, 진동(떨림) 에너지를 증가시키고 직관력을 발달시켜 준다. **대천사:** 메타트론, 라지엘

차크라: 제3의 눈, 크라운

힐링 설명: 프랜지파니는 천사들이나 신과 대화를 더 쉽게 할 수 있는 에너지를 증가시켜 준다. 신의 존재를 믿으면 여러분이 가진 직감을 통해 더 깊이 신과 연결이 될 수 있다. 느낌과 자극을 통해 모든 것을 듣는 존재가 될 수 있다.

프랜지파니가 전하는 메시지: "저는 당신이 천사들의 영역에 더 깊이 연결될 수 있도록 해 줍니다. 저는 당신 주위에 항상 있는 사랑과 빛의 존재들, 즉 천사들과 더 긴밀히 이야기를 나누고 싶어 한다는 사실을 알고 있습니다. 당신의 에너지 레벨을 높이는 데 제가 함께할 수 있다면 저에게는 굉장히 즐거운 일이 될 것입니다. 당신이 듣고, 보고, 느끼고 하는 것들로부터 떨림을 받게 되고 천사들과 신을 알게 되는 깊이가 더 많아지고 깊어질 것입니다.

결국에는 당신은 신이 주는 메시지들을 분명하게 듣게 될 것이며 모든 순간 당신은 직감에 의해 움직이게 될 것입니다."

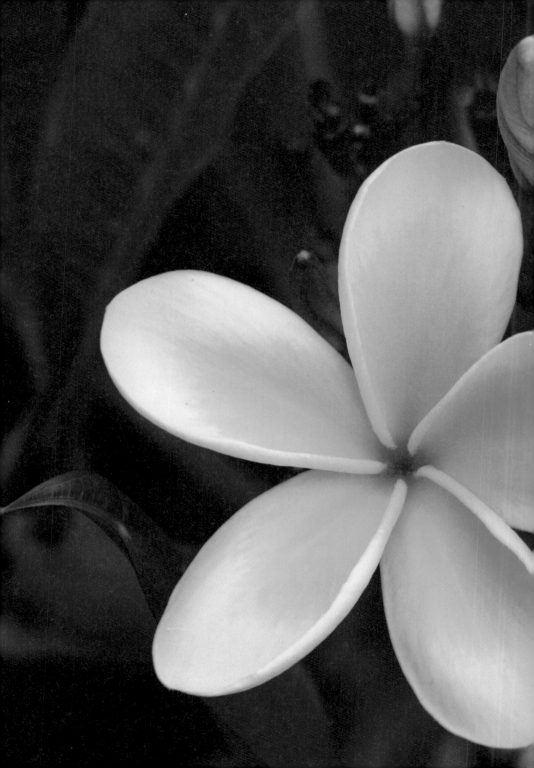

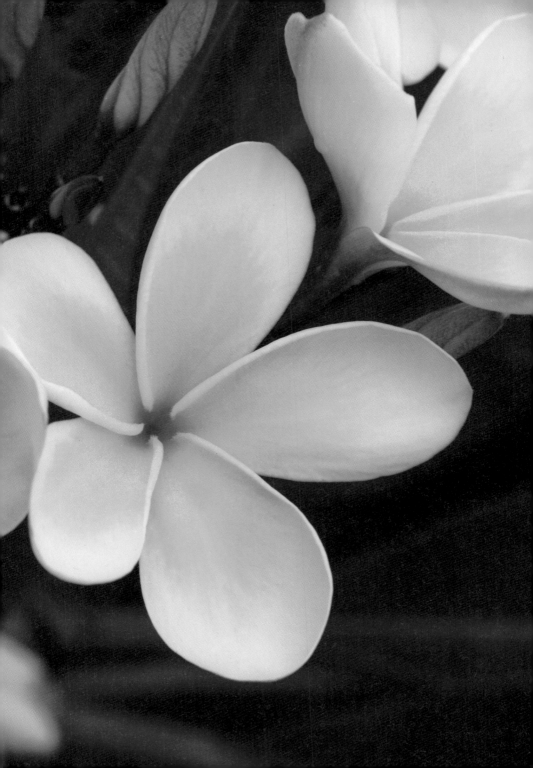

35. 프리지아

Freesia

학명: Freesia spp.

에너지 특성: 척추와 등을 치료해 주고, 힘과 용기를 불러온다.

대천사: 미카엘, 라파엘

차크라: 근원, 태양신경총

힐링 설명: 프리지아는 여러분의 등을 치료하는 데 필요한 척추의 에너지를 발생시킨다. 그리고 여러분이 아픈 데에 도움이 되거나 관절을 튼튼하게 해 줄 수 있는 좋은 치료사들을 만날 수 있게 해 준다. 프리지아는 또한 여러분이 자신의 몸에 더 신경을 쓸 수 있도록 하는데, 앉은 자세를 올바르게 만들어서 더 편안하게 느낄 수 있게 한다.

프리지아는 자신이 믿는 신념을 지켜 낼 수 있는 용기를 북돋워 주고 당신의 말이 실현될 수 있도록 보호해 준다. 여러분이 정신적으로 성숙해 갈 수 있는 데에도 도움이 되고 자아 발견을 해 나갈 때에도 안정감을 준다.

프리지아가 전하는 메시지: "저는 당신에게 에너지의 근간을 이루는 척추를 위해 많은 도움을 전달하고 당신이 믿고 있는 세상을 실현하기 위해 필요한 용기를 전해 줍니다. 저는 또한 당신의 등에 필요한 힐링 에너지를 주기도 합니다. 당신의 척추와 갈비뼈에 저를 가까이 대면 불편함이 모두 사라지고 뼈를 곧게 만들어 줄 것입니다.

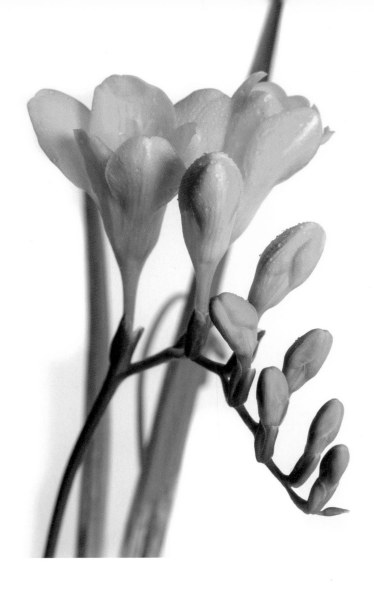

혹시라도 등 쪽에 문제가 있다면 제가 당신에게 가장 도움이 되는 치유제가 될 수도 있습니다. 당신을 위한 가장 이상적인 치료사를 당신에게 인도해서 당신의 관절들이 모두 낫게 할 수 있도록 할 것입니다."

36. 푸크시아

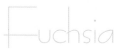

다른 이름: 푸크시아 바늘꽃과식물

학명: Fuchsia spp.

에너지 특성: 문제를 해결해 주고 스트레스를 사라지게 하며 앞만 볼 수 있게 해 준다.

대천사: 메타트론, 미카엘

차크라: 근원, 천골, 태양신경총, 심장

힐링 설명: 이 사랑스러운 꽃은 세련된 예복을 입고 있는 작은 요정과 천사의 모습과 닮았다. 푸크시아의 에너지는 천사들이 꼭 껴안아 줄 때의 따스함처럼 기분을 좋게 만들고 편안함을 전해 준다. 이 꽃은 여러분에게 최근의 복잡한 문제들을 벗어나게 해 주고 스트레스를 없애 주며 기분을 좋게 만들어 준다. 동시에 장애물들을 모두 무시하고 앞을 향해 달려가도록 만들어 준다.

푸크시아가 전하는 메시지: "당신이 저를 손에 쥐게 되면 당신의 기분이 좋아지게 되고 당신이 어디에 있든지 평화로움과 즐거움이 생길 것입니다. 그리고 당신이 지금 처한 상황들의 원인이 무엇인지 파악할 수 있게 될 것입니다.

당신이 너무나 익숙해져 있는 긴장과 스트레스를 버리세요. 그것들은 당신의 인생에 도움이 되지 않습니다. 저와 함께 그것들을 모두 사라

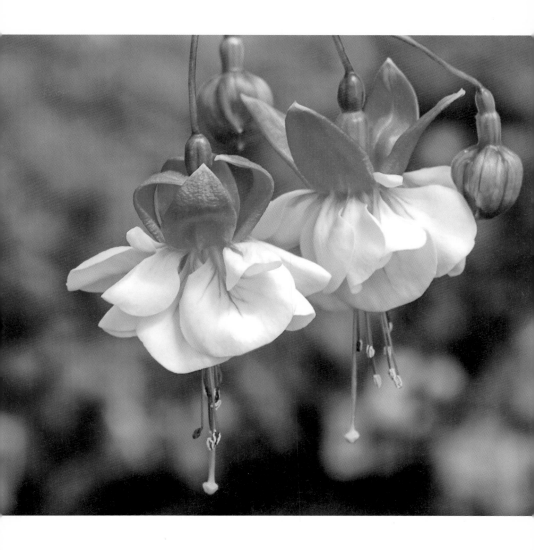

지도록 해야 합니다. 당신이 경험했던 즐거움들을 떠올리세요. 이제 당
신의 날개를 활짝 펴서 모든 문제들을 저 멀리 떨쳐 버리고 하늘 위로
훨훨 날아오를 준비를 하세요."

37. 치자나무
Gardenia

학명: Gardenia spp.

변종들: 꽃치자(Cape jasmine)

에너지 특성: 스트레스와 걱정을 없애 주고 유쾌함과 즐거움 그리고 활달함을 높여 준다. 여러분의 기도를 들어 주는 천사들이 함께할 수 있게 해 준다.

대천사: 메타트론, 미카엘, 라파엘, 산달폰

차크라: 근원, 심장, 크라운

힐링 설명: 치자나무는 만성적인 스트레스 때문에 고통을 받고 있는 사람에게 아주 좋다. 정원이나 큰 화분에 심어서 자주 볼 수 있는 곳에 놓아두고 기르면 좋다. 치자나무 꽃은 스트레스에 휩싸인 감정들을 말끔히 치유해 주고 언제나 웃을 수 있고 즐겁게 해 준다. 스트레스 때문에 너무 오랫동안 시달려 왔다면 치자나무는 여러분의 기분을 좋게 해 주고 행복하게 만들어 줄 것이다.

치자나무가 전하는 메시지: "제 곁으로 가깝게 와서 제 향기를 맡아 보세요. 그러면 당신이 가지고 있는 모든 스트레스와 걱정거리들이 사라질 것입니다. 이제는 당신의 인생 중에서 더없이 행복한 시간들을 즐겨야 할 때입니다. 당신의 에너지들을 가라앉게 만드는 그런 힘든 상황들을 멀리 보내 버리세요. 매일매일 새로운 기분으로 의욕 넘치는 나날

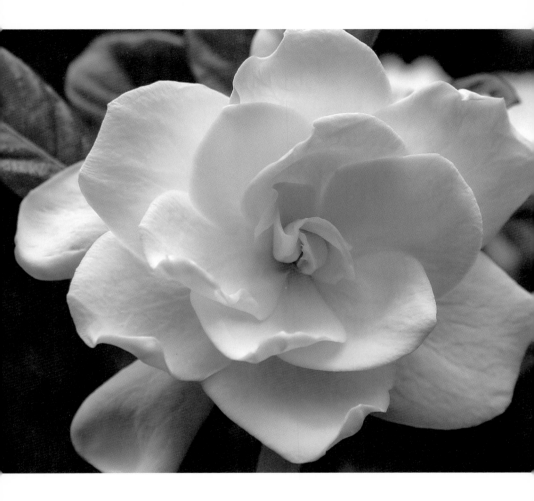

들을 만끽하세요. 당신 곁에서 천사들이 당신의 기도를 듣고 모든 일들이 쉽게 해결될 수 있도록 도움을 줄 것입니다. 인생은 즐겁고 감사한 것입니다. 아침에 일어날 때마다 스트레스를 먼저 받아야 할 아무런 이유가 없습니다. 당신의 걱정거리들을 저와 함께 날려 버리세요. 이제부터 당신의 앞날은 즐거운 일들만 가득할 것입니다.”

38. 제라늄

Geranium

학명: Geranium spp.

에너지 특성: 에너지 방어, 오러(aura)의 강화와 복구

대천사: 메타트론, 미카엘, 라파엘

차크라: 제3의 눈, 크라운

힐링 설명: 제라늄은 손상된 여러분의 오러(aura)를 치유해 준다. 오러가 이렇게 손상되는 이유는 여러 가지가 있는데, 예를 들어 과도한 음주. 마약, 좋지 않은 주변 환경과 주위 사람들 때문에 주로 일어난다.

또 아무런 열정 없이 어떤 일을 계속해야 할 수밖에 없는 상황에 놓이게 되었을 때에도 손상된다.

제라늄은 이런 상황들에 영향을 주는 모든 것들을 치유해 준다. 그러나 이 꽃의 에너지를 너무 과도하게 사용해서는 절대 안 된다. 제라늄을 통한 플라워 테라피만 믿고 계속 그런 상황들 속에 머무르지 말고 스스로 없애 가는 것이 좋다.

제라늄이 전하는 메시지: "당신의 에너지를 꽤 멀리까지 확대할 수 있습니다. 당신의 내면에 집중해야 할 시간입니다. 오러(aura)가 제대로 발휘될 수 있게 해 보세요. 당신의 오러는 지금까지 방치되어 왔지만 이제는 제가 나서서 그 오러가 훼손되지 않게 철저히 보호하겠습니다. 손상된 곳이 있으면 복구시켜서 새롭게 에너지들을 내뿜을 수 있도록 하

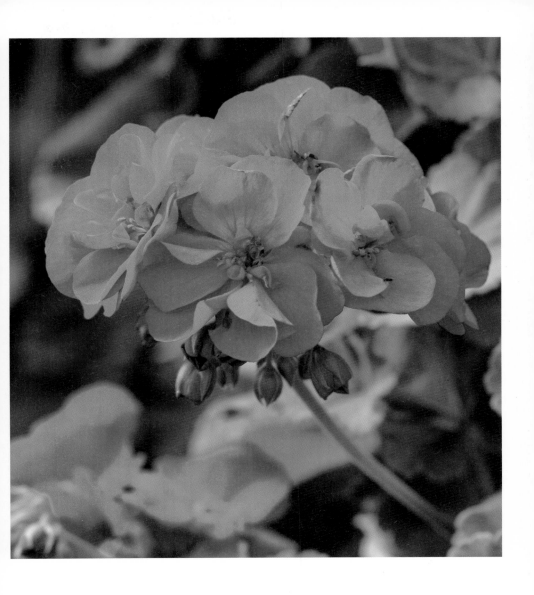

겠습니다. 활력이 넘치고 에너지가 증가하게 되어서 매일 즐거운 시간을 보낼 수 있을 것입니다. 아침에 일어날 때마다 상쾌한 기분으로 가볍게 침대에서 일어나서 하루를 즐거운 마음으로 맞이할 수 있게 됩니다."

39. 거베라

Gerbera

다른 이름: 아프리카 데이지(African daisy)

학명: Gerbera spp.

에너지 특성: 오래된 친구와의 관계를 더 돈독하게 해 주고 인간관계를 더 좋게 해 주고 새로운 친구들을 쉽게 사귈 수 있게 해 준다.

대천사: 예레미엘, 라구엘

차크라: 천골, 태양신경총, 심장

힐링 설명: 거베라는 친구에게 선물하기에 제일 좋은 꽃이다. 왜냐하면 이 꽃은 여러분의 인간관계를 더 굳건하게 만드는 능력을 가지고 있기 때문이다. 여러분이 친구와 포옹을 할 때면 에너지를 주고받게 된다. 사랑하는 사람에게 거베라를 선물하면 편안함과 연민을 주는 것과 마찬가지이다. 거베라는 또한 여러분에게 도움을 줄 수 있는 새로운 친구들을 사귀게 해 주기도 한다. 이 꽃은 우정이라는 것이 결코 일방적인 것이 아니라는 사실을 알려 주기도 한다. 여러분은 절대 혼자만 일방적으로 주거나, 듣거나, 도움을 줘서는 안 된다. 여러분의 친구들도 여러분에게 똑같이 주어야 한다. 거베라는 그런 균형을 맞춰 주는 데 도움이 되며 여러분의 우정이 더 돈독하게 될 수 있게 만들어 준다.

거베라가 전하는 메시지: "저는 당신의 우정을 더 굳건하게 발전시킬 수 있습니다. 당신 친구들과의 사이에 단결력과 평화를 촉진시킵니다.

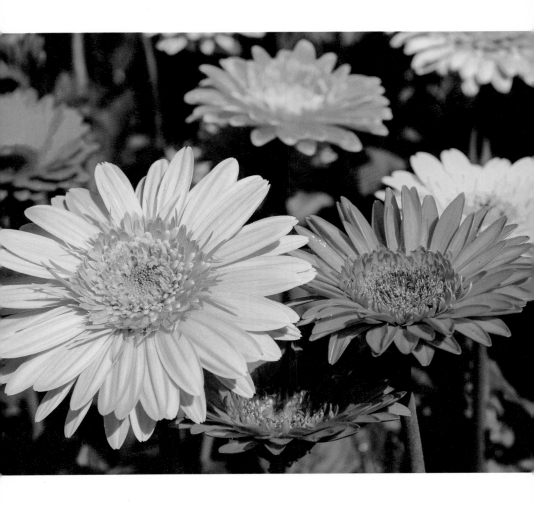

그리고 당신을 지지하고 사랑하는 새로운 진실한 친구들을 불러 모으
기도 합니다. 만약 당신을 이용하기만 하려는 친구들 때문에 속상해 있
다면 제가 올바른 우정이 생길 수 있도록 하겠습니다. 우정은 친구가 받
은 만큼 당신도 친구에게 똑같이 받아야 성립됩니다."

40. 글라디올러스
Gladiolus

다른 이름: Sword lily

학명: Gladiolus spp.

에너지 특성: 에너지를 증가시키고 행복을 증진시키며 절망감과 우울함을 없애 준다. 실연을 치유해 주기도 한다.

대천사: 조피엘, 미카엘, 라파엘

차크라: 태양신경총, 심장

힐링 설명: 글라디올러스는 짙은 녹색의 긴 줄기와 꽃들이 긴 탑을 쌓는 형태로 생긴 아름다운 꽃이다. 이 꽃은 좋지 않은 감정들을 없애 주는데 대신에 시간이 좀 걸린다. 단계별로 차근차근 그런 감정들을 치유해 준다. 여러분이 어두운 터널 속을 뚫고 나와 밝은 곳으로 나오면 빛을 쬐게 되면서 여러분의 정신과 영혼에도 그런 빛이 전달된다. 그렇게 되면 여러분의 내적인 즐거움이 발하게 되면서 다른 사람들에게 여러분의 아름다움을 퍼뜨릴 수 있게 된다.

글라디올러스는 여러분이 가지고 있는 좋지 않은 감정들을 완벽하게 치유해 주고 슬픔과 관계된 에너지들을 없애 준다.

글라디올러스가 전하는 메시지: "저는 눈 깜짝할 사이에 당신의 영혼을 좋아지게 만들 것입니다. 앞으로 수많은 일들이 벌어지게 될 것이라는 유혹의 소리를 귀담아듣지 마세요. 그런 소리들은 당신의 자아 속에

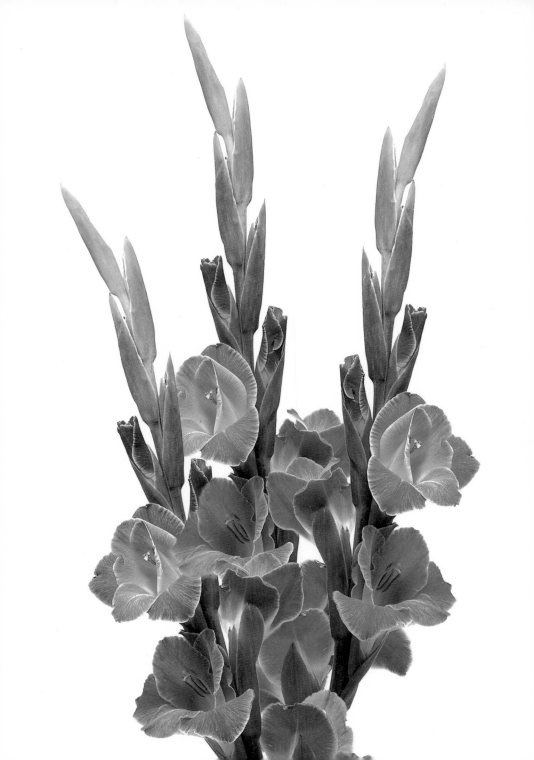

있는 좋지 않은 떨림들입니다. 저는 지금 당장 당신의 내면에 있는 진정한 즐거움을 당신 스스로 깨닫게 할 수 있도록 해 줄 수 있습니다. 그러면 당신은 계속해서 행복함을 느끼게 될 것입니다. 당신 주위를 얽매고 있는 나쁜 에너지들을 모두 없애야 합니다. 그렇게 하는 것은 아주 간단하고 쉬우며 몸과 마음 안에서 벌어지는 전이의 과정들을 지속적으로 느끼게 될 것입니다.

제가 전해 오는 빛을 즐겨 보세요. 당신은 곧 좋지 않았던 일들과 기분들을 모두 잊게 될 것입니다. 그리고 지금부터는 행복함을 진심으로 느끼게 될 것입니다."

41. 그레빌레아

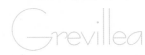

다른 이름: 클레오메(Spider flower)

학명: Grevillea spp.

에너지 특성: 꿈을 이루기 위해 필요한 용기를 주며 자신을 알게 하고 말과 글쓰기에 필요한 영감을 준다.

대천사: 가브리엘, 예레미엘

차크라: 근원, 목, 제3의 눈

힐링 설명: 이 꽃은 오스트레일리아가 원산지로 여러분의 꿈을 지속적

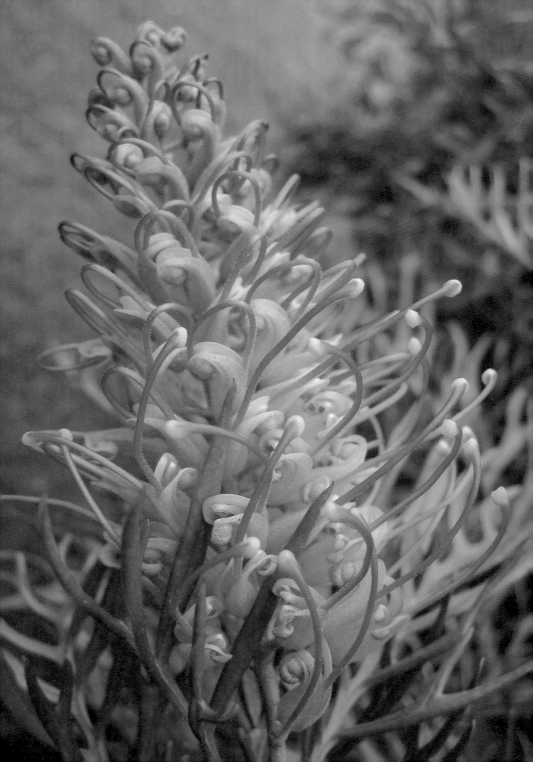

으로 펼쳐나갈 수 있게 힘을 준다. 그레빌레아는 두려움을 어떤 식으로든 멀리 보내 버릴 수 있도록 용기를 준다. 이제 여러분은 자발적으로 기회를 찾아야 하고 길을 개척해 나가야 한다. 여러분의 사랑을 여러 사람에게 나누어 주어야 하는데 그레빌레아가 그렇게 할 수 있도록 도움을 줄 것이다. 그레빌레아는 여러분의 용기를 더 크게 만들고 생식기에 문제가 있는 남자들에게도 좋다.

그레빌레아가 전하는 메시지: "이제는 여러분의 직감을 믿어야 할 때입니다. 과감히 밀고 나갈 때입니다. 당신이 맞는지에 대한 두려움이 있다면 모두 떨쳐 버리세요. 그리고 당신 마음속에 있는 것들을 자신 있게 말하세요. 사람들은 당신의 내면까지 판단할 수는 없지만 당신보다 더 당신을 좋아하고 고마워하는 사람들을 발견할 수 있을 것입니다. 그리고 더 긴밀하게 이야기를 나누려고 하는 사람들도 알게 될 것입니다.

당신은 지금까지 가만히 앉아서 당신의 인생이 지나가는 것을 바라보기만 했다면 이제는 직접 일어서서 인생을 헤쳐 나가야 합니다. 여러분 본연의 모습에 대해 말하는 내면의 소리에 귀를 기울여 보세요. 강연회에서 발표, 글쓰기, 강의, 세미나 참석 등에서 발휘되는 당신의 모습을 믿으세요. 천사들과 제가 전하는 메시지들을 대신 당신이 전하고 있다고 생각하세요.

불임이나 생식기에 문제가 있는 남자들은 꼭 제 도움을 받으셔야 합니다. 저는 그런 문제들을 완벽하게 제자리로 돌려놓는 일을 할 수 있습니다."

42. 헤더

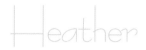

학명: Calluna vulgaris

에너지 특성: 고요함을 전해 주고 애완동물이나 모든 동물들을 치유해 준다.

대천사: 아리엘

차크라: 근원, 천골, 심장

힐링 설명: 헤더는 동물들에게 도움이 필요할 때면 언제나 도움을 주는데, 이때 일종의 치료를 해 주기도 한다. 여러분의 애완동물 곁에 이 꽃을 두면 힐링 에너지가 나와 애완동물들에게 전파된다. 그러면 그 애완동물들은 꽤 그 과정을 좋아하게 될 것이다.

헤더가 전하는 메시지: "저는 여러분의 반려 동물들에게 축복을 전해 줍니다. 그들이 어떤 문제가 있든지 관계없이 제가 그들을 도울 것입니다. 여러분의 애완동물들이 이사를 해서 바뀐 환경 때문에 신경이 날카로워져 있으면 편안하게 만들어 줄 것이고 진정시켜 줄 것입니다.

여러분이 사랑하는 동물 친구들을 치유할 수 있는데 몸집이 크거나 작거나에 상관없이 저의 에너지로 보살펴 줄 것입니다. 저를 잔가지와 함께 동물들의 집 위에 놓거나 혹은 동물들의 털이나 가죽 혹은 비늘 위에 제 에센스를 뿌리거나 그리고 동물들이 좋아하는 장소에 제 사진을 걸어 놓으면 힐링 과정이 시작될 수 있습니다. 여러분이 사랑하는 동

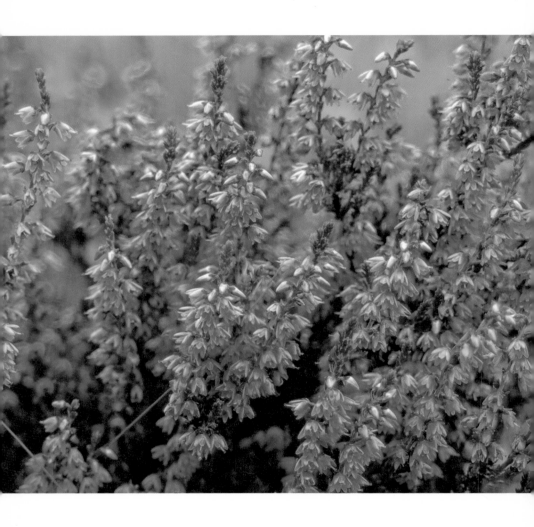

물들도 그러한 과정들을 기꺼이 받아들이게 될 것이며 흥미를 가지고
힐링을 시작하게 될 것입니다. 제 에너지는 동물들에게 해가 될 만한 화
학 성분이 없는 아주 순수한 것입니다. 당신의 동물들이 완치되어 다시
여러분의 친구가 될 수 있는 상태로 만들 것입니다."

43. 히비스커스

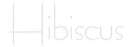

다른 이름: 접시꽃(Rose mallow)

학명: Hibiscus spp.

변종: 무궁화

에너지 특성: 통합, 단란함, 평화, 행복

대천사: 라지엘, 카무엘

차크라: 근원, 심장, 크라운

힐링 설명: 하와이 사람들이 오랫동안 히비스커스와 밀접한 관련이 있다는 것은 전혀 놀랄 만한 일이 아니다. 이 꽃이 전하는 핵심 메시지는 단란함으로 하와이 사람들의 정신을 나타내고 있다. 이 꽃은 여러분이 혼자일 때보다 다른 사람들과 무리를 지어 있을 때 존재 의미가 더 커진다는 것을 알려 준다. 한 사람이 차이를 만들 수는 있지만 그 차이는 같은 생각을 가진 사람들이 모였을 때 더 커진다. 히비스커스는 가족들을 더 밀접하게 만들어 주면서 에너지를 더 깊이 전달해 준다. 여러분의 영혼까지 에너지를 전해 주어 여러분에게 우리라는 말을 일깨워 준다.

히비스커스가 전하는 메시지: "모두가 하나가 될 수 있게 합니다. 완전한 조화를 이루고 끈끈한 동료애를 느낄 수 있게 합니다. 일치와 통일의 에너지를 발산시켜 보세요. 잠깐 동안 너무 행복하고 평온한 느낌을 가지는 여러분을 상상해 보기 바랍니다. 그리고 그 느낌을 모든 사람들

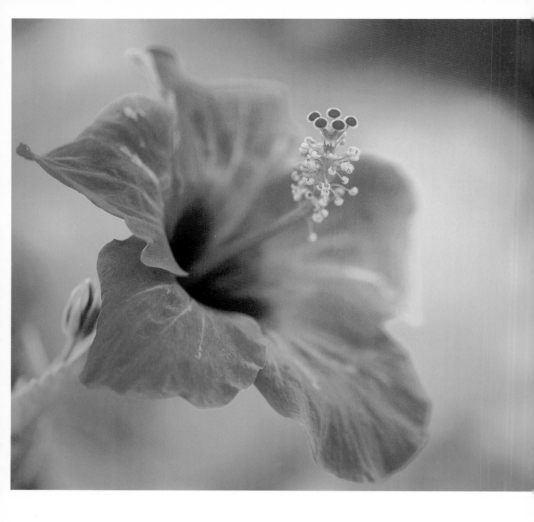

에게 어떻게 하면 전해 줄 수 있는지 상상해 보세요. 여러분의 가족들과 친구들 그리고 동료들이 모두 하나가 되고 심지어는 길에서 마주치는 사람들까지 모두 하나가 되는 그런 상상을 해 보세요. 당신은 그들을 치유할 수 있는 능력을 가지고 있습니다. 그렇기 때문에 당신이 행복하다면 당신 주위에 있는 사람들도 그렇게 될 것입니다. 저는 이런 연결성들을 인식할 수 있도록 당신을 격려할 것입니다."

44. 히아신스
Hyacinth

학명: Hyacinthus orientalis

에너지 특성: 혼란스러움과 정신 집중에 방해되는 것들을 없애 준다. 자꾸 뒤로 미루는 버릇을 고쳐 주고 집중력과 명확함을 길러 준다.

대천사: 카무엘, 라파엘

차크라: 근원, 천골

힐링 설명: 여러분이 자꾸 무엇인가에 의해 방해를 받고 있는 듯할 때 히아신스를 이용하면 좋다. 그렇게 정신 집중을 하지 못하면 여러분이 세운 목표를 향해 갈 때 중요한 일을 마무리하지 못하게 될 수 있다. 여러분이 조용히 집중해서 일을 할 수 있는 시간과 공간은 분명하게 필요하다. 히아신스는 여러분을 방해하는 것들로부터 지켜 주는 에너지를 발산해서 하고 있는 일에 대해서만 집중할 수 있게 해 준다. 히아신스는 또한 뒤로 미루는 버릇을 가진 사람에게도 좋다. 그런 나쁜 에너지는 우리가 할 수 있는 최선을 다 하지 못하게 방해하는 장애물이다.

히아신스가 전하는 메시지: "저는 당신이 여러 가지 생각으로 머리가 복잡할 때 도움을 줍니다. 당신이 무엇인가에 자꾸 방해를 받게 되거나 동기 부여가 되지 못할 때 제 도움을 받으세요. 제가 당신에게 집중과 명확함을 전해 줄 것입니다. 저는 당신이 조용한 가운데 일을 할 수 있도록 도움을 줍니다. 그래서 당신이 절대 허둥지둥하면서 급하게 일을

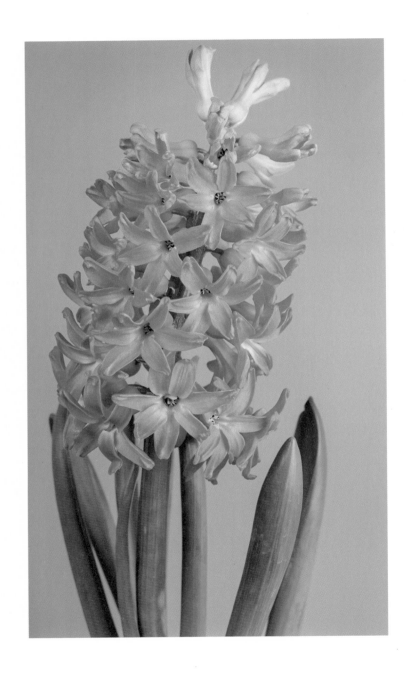

한다는 느낌을 받지 않게 합니다. 당신에게 시간은 얼마든지 충분하기 때문에 당신 앞에 놓인 모든 일들을 처리할 수 있습니다. 깊게 심호흡을 몇 번 하고 저를 바라보세요. 그러면 제가 당신을 도울 것입니다. 당신 주위에 퍼지는 제 에너지를 느껴 보세요. 당신 앞에 있는 혼란함들이 더 이상 들어오지 못하게 제가 장벽을 쌓을 것입니다. 천사들은 당신을 위한 커다란 계획을 가지고 있습니다. 그 계획들 중 일부는 당신의 인생 목표와 전혀 관계가 없어 보일지 몰라도 꼭 끝내야 하는 일들입니다."

45. 수국
Hydrangea

학명: Hydrangea spp.

에너지 특성: 변화, 인생의 중대 결단, 뒤로 미루는 버릇을 없애 주고 좋지 않은 감정을 사라지게 한다.

대천사: 예레미엘, 산달폰

차크라: 근원, 천골, 태양신경총

힐링 설명: 수국은 꽃의 색깔이 주변 환경(토양 산성도)에 영향을 많이 받는다는 점에서 독특하다. 이런 점 때문에 많은 사람들이 수국을 구매하고 있다. 때로는 분홍색 수국을 사서 집에 가져다 심었는데 그 다음 해에는 파란색 수국이 피는 것을 보기도 한다. 수국은 환경에 따라 자신

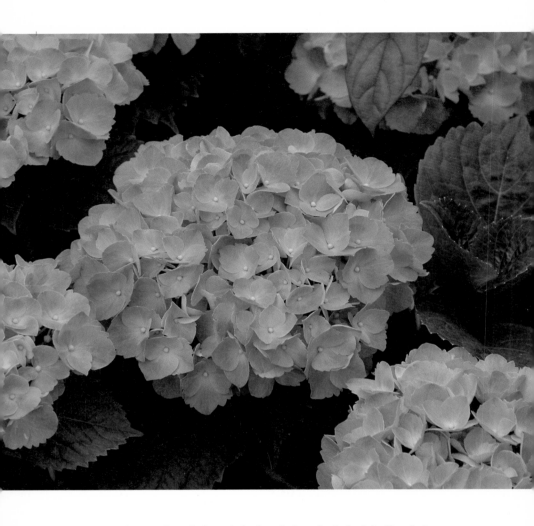

을 변화시키는 능력을 가지고 있기 때문에 수국이 지닌 에너지는 여러
분을 변화시키는 능력을 전달해 준다. 특히 인생에 있어서 중대한 결정
을 내려야 할 때 큰 도움을 줄 수도 있다. 이 꽃은 여러분이 올바른 결정
을 할 수 있도록 인도한다.

수국이 전하는 메시지: "저는 변화를 불러일으킵니다. 또 당신이 인생 전반에 있어 중차대한 결정을 내리려 할 때 도움을 드립니다. 제가 있는 한 너무 걱정하지 않아도 됩니다. 저는 당신에게 변화가 일어나는 동안 그 어떤 불안감이나 불편함도 느끼지 못할 만큼 천천히 그리고 조금씩 과정을 밟아나가도록 당신을 이끌 것입니다. 물론 그런 변화들이 때로는 너무 벅차고 때로는 너무 힘들다는 것을 알고 있지만 그래도 일단 시작을 해 보세요. 분명 당신은 침착하고 쉽게 모든 것을 끝낼 수 있을 것입니다. 긍정적인 방향으로의 인생의 변화는 당신에게 편안하게 다가설 것입니다. 우울하거나 화가 많이 나 있는 그런 나쁜 감정들은 모두 사라지고 사랑으로 가득 찰 것입니다."

46. 아이리스

Iris

학명: Iris spp.

에너지 특성: 해독 작용, 오래된 에너지를 배출, 중독 제거

대천사: 미카엘, 라파엘, 우리엘

차크라: 천골, 심장, 크라운

힐링 설명: 아이리스가 지닌 에너지는 놀랄 만큼의 해독 능력을 가지고 있고 오래된 감정들과 부정적인 생각들을 없애 준다. 그래서 아이리

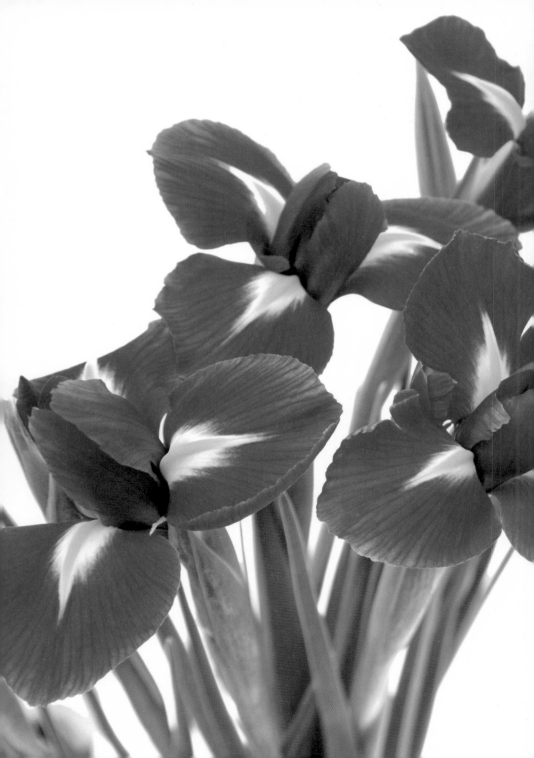

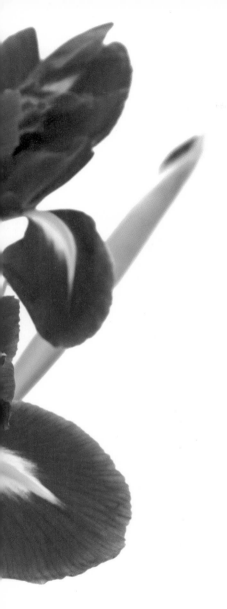

스와 함께 있으면 기분이 상당히 좋아지게 된
다. 여러분의 몸이 재충전이 되고 활력을 되찾
을 것이다. 아이리스는 오랫동안 온몸이 쑤시
고 아픈 사람한테도 좋으며 무엇에 중독된 사
람들한테도 좋다. 여러분이 해독 과정을 거치
는 동안 아이리스는 편안함과 든든함을 전해
줄 것이다.

아이리스가 전하는 메시지: "저는 당신이 오
랫동안 의지해 온 음식이나 습관 혹은 중독물
같은 모든 것을 떨쳐 버리도록 할 수 있습니
다. 그러면서 당신의 몸 안에 쌓인 독성들을
깨끗이 없애 줄 것입니다. 그렇게 되면 당신의
기분은 생기를 되찾으면서 에너지가 넘치게
되고 굉장히 활력적인 사람이 될 수 있습니다.
오랫동안 당신의 기분이 얼마나 좋아졌는지를
느끼게 될 것입니다. 처음에는 너무 느리게 그
런 기분들의 변화가 일어날 수도 있겠지만, 얼
마 못 가 당신은 전에는 생각지도 못했던 일까
지 하고 있는 당신을 발견하게 될 것입니다."

47. 재스민

Jasmine

학명: Jasminum spp.

에너지 특성: 평온, 깊은 명상, 집중력, 지혜

대천사: 라지엘

차크라: 제3의 눈, 크라운

힐링 설명: 재스민은 평화로움과 평온의 느낌을 전해 준다. 그리고 여러분의 가장 큰 열망에 더 집중할 수 있도록 해 준다. 재스민은 또한 여러분이 명상을 할 때 최고의 경지에 올라갈 수 있을 정도의 수준까지 끌어올려 준다. 바로 그런 점 때문에 불교의 승려들이 오랫동안 재스민을 가까이 하고 있다. 재스민 꽃의 향은 치유제로 많이 쓰이기도 한다.

재스민이 전하는 메시지: "저는 당신이 명상을 할 때 더 집중해서 더 깊은 명상을 할 수 있도록 합니다. 당신의 영혼 에너지와 제가 가진 에너지가 연결되는 데 있어 방해되는 그 어떤 장애물도 저와 함께 넘어 보세요. 저는 당신의 마음을 진정시켜서 집중력을 키울 수 있도록 합니다. 당신이 제 에너지를 받아들일 때 당신은 몸과 마음 전체로 퍼져 나가는 놀라운 평온함과 신의 은총과 같은 기분을 느끼게 될 것입니다.

그리고 당신이 품은 열망에 더 집중할 수 있게 되고 더 빠르게 그 열망을 실현시켜 나갈 수 있습니다. 또 지혜로움이 더 많아지는 것에 기뻐하게 될 것입니다."

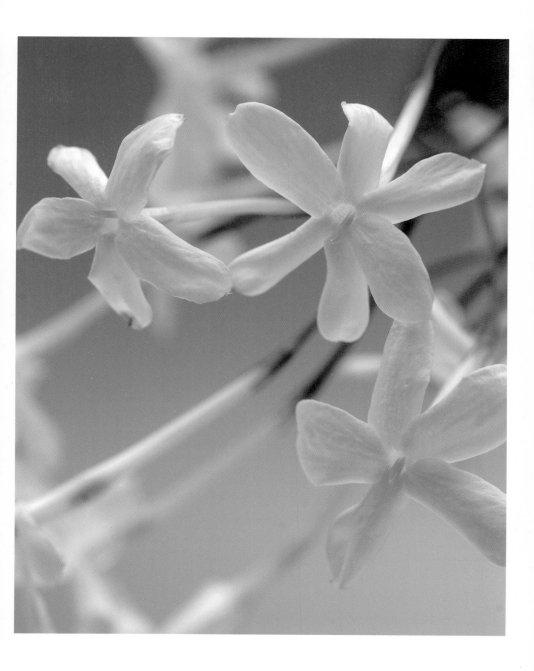

48. 노랑수선화
Jonquil

학명: Narcissus jonquilla

에너지 특성: 여러분의 에너지를 보호하고 치유한다. 직장과 집의 분위기를 더 밝게 하며 여러분의 삶에 해가 되는 것들을 없애고 대신 평화로움을 불러온다.

대천사: 조피엘, 메타트론, 미카엘

차크라: 제3의 눈, 크라운

힐링 설명: 노랑수선화 꽃은 수선화를 축소해 놓은 모습이며 수선화와 비슷한 에너지를 가지고 있다. 다른 점이 있다면 이 꽃은 여러분 주위에 있는 사람과 환경에 더 초점을 맞춘다. 노랑수선화는 주위에 있는 에너지를 더 조화롭고 순수하게 만든다. 노랑수선화와 함께 있으면 마음이 더 평온한 상태로 바뀌게 되고 때로는 특정한 사람들과 거리감을 두게 만들지도 모른다.

노랑수선화가 전하는 메시지: "누군가와 함께 있을 때 그 사람 때문에 당신의 에너지가 해를 받는 경우가 있습니다. 그럴 때는 저를 불러 주세요. 그러면 당신과 당신의 주변 환경을 치유해 드리겠습니다. 당신의 생활 안에서 만나는 어떤 사람들은 내면 안에 좋지 않은 에너지를 가지고 있는 사람들이 있습니다. 그런 사람들이 당신에게는 친구라 할지라도 그런 영향을 끼치는 사람들일 수도 있습니다. 그런 것을 알면서도 그런

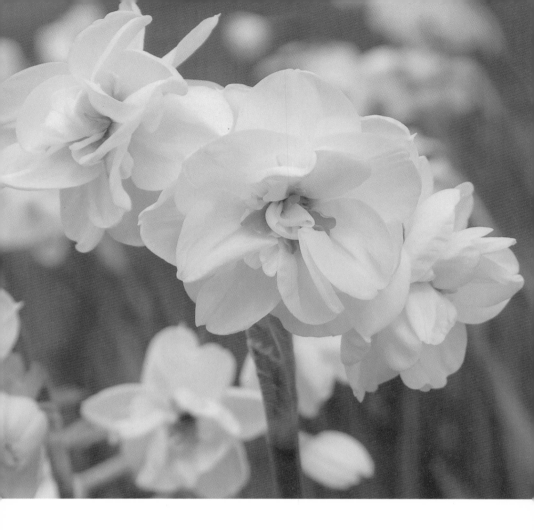

부정적인 에너지들이 당신 안으로 들어오는 것을 좋아할 것인가요? 그렇다고 너무 당황하지는 마세요. 제가 당신을 더 좋은 환경으로 이끌고 가도록 하겠습니다. 제가 당신과 당신 주위에 있는 사람들에게 힐링 메시지를 계속 보내서 더 많은 사랑과 빛을 둘 모두에게 넘쳐나도록 할 것입니다. 당신이 가지고 있는 좋은 에너지들을 지킬 수 있도록 할 것입니다."

49. 란타나

Lantana

학명: Lantana spp.

에너지 특성: 가족들 사이에 서로 사랑하는 마음을 더 크게 만들고 함께 의사결정을 할 수 있도록 한다.

대천사: 카무엘, 가브리엘, 라구엘

차크라: 목, 심장

힐링 설명: 란타나는 가족들을 더 밀접하게 만들어 주고 가족 간에 커뮤니케이션이 더 잘 되도록 해 준다. 인간관계나 우정을 더 좋고 깊게 만들어 주며 큰 결정을 내려야 할 때는 각자의 의견을 잘 주고받을 수 있게 해 준다. 모든 사람들이 결과에 대해 만족하며 최종적으로 선택된 결정에 대해 최선을 다한다. 란타나는 화합과 단결을 나타낸다.

란타나가 전하는 메시지: "저는 가족의 단란함을 당신에게 안겨드립니다. 당신이 사랑하는 사람들과 커뮤니케이션을 할 때 더 쉽고 잘 되게 하며, 모든 가족들이 그런 당신을 잘 따라오도록 만듭니다. 그리고 신의 도움을 받아 중요한 일에 대해 결정을 내리는 일들이 좀 더 쉽도록 만드는데, 그런 결정들은 이사하거나 회사를 옮기거나 하는, 가족 모두의 동의가 필요한 일들이 될 수도 있습니다. 저는 그런 최종 결정권자로서 당신이 있을 때 사랑과 균형의 저울에 맞추어 모두를 아우를 수 있는 사람이 되게 할 것입니다. 어느 누구도 그런 일 때문에 부담감을 가지지

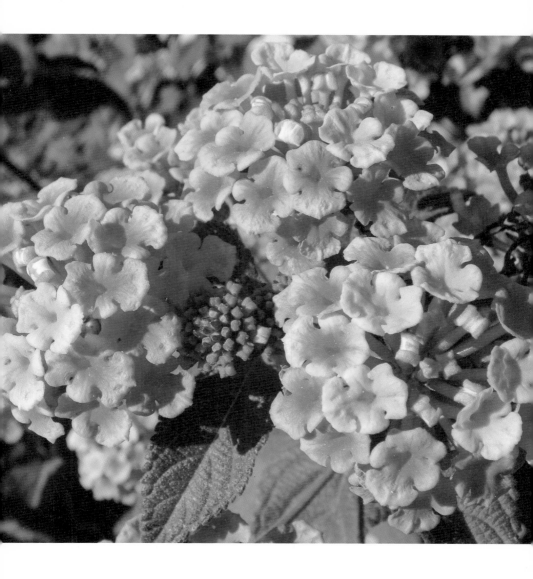

않게 할 것이며, 모든 가족들에게 힐링 에너지를 전해 줄 수 있도록 할
것입니다. 제 존재의 의미는 화목한 가족입니다."

50. 라벤더

Lavender

학명: Lavandula spp.

에너지 특성: 초조함을 가라앉혀 주고 걱정과 근심을 없애 준다. 숙면에 도움을 주며 예지력을 발달시킨다.

대천사: 하니엘, 예레미엘, 미카엘, 라지엘

차크라: 근원, 태양신경총, 제3의 눈

힐링 설명: 라벤더는 긴장, 초조를 가라앉히고 숙면을 취하도록 하는 기능을 가지고 있는 것으로 잘 알려져 있다. 건강용품점에서도 쉽게 구할 수 있는 라벤더 에센셜 오일은 라벤더가 가지고 있는 좋은 점들을 취할 수 있는 가장 좋은 방법이기도 하다. 라벤더 향을 위해 꽃을 말려서 가방이나 조그만 병에 담고 다녀도 된다.

라벤더가 전하는 메시지: "제가 당신 곁에 있다면 당신은 언제든지 편안함을 느낄 수 있습니다. 화나 두려움을 더 이상 느낄 필요가 없습니다. 저와 함께한다면 모든 것이 잘 될 것이라는 생각만이 들게 됩니다. 당신의 침대맡에 작은 꽃병을 두게 되면 저는 당신에게 밤새 제 에너지를 전달해 줄 것입니다. 저는 또한 당신의 예지력과 직관력 발달에 도움을 주기도 합니다. 당신이 가지고 있는 모든 두려움들을 말끔히 사라지게 할 것이므로 저와 함께 한 걸음씩 나아가 보세요."

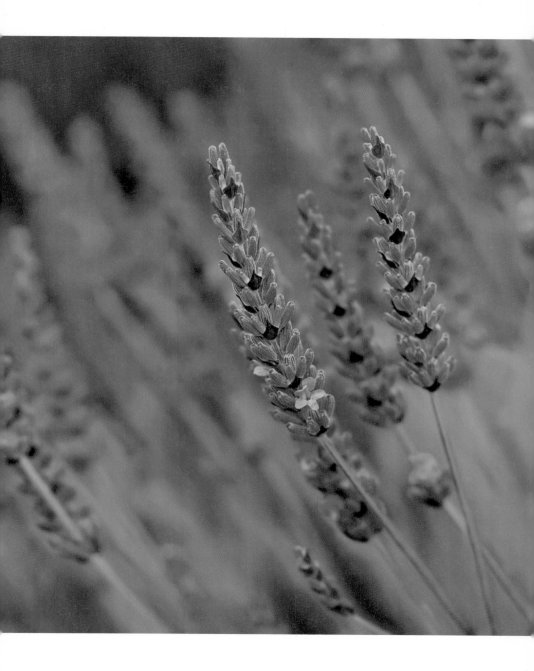

51. 라일락

Lilac

학명: Syringa vulgaris

에너지 특성: 우울함을 낮게 해 주고 마음에 평화를 불러 온다. 걱정과 두려움을 모두 사라지게 한다.

대천사: 미카엘

차크라: 태양신경총

힐링 설명: 라일락은 하루하루를 정신없이 바쁘게 살아가면서 겪게 되는 긴장감을 진정시켜 주는 데 좋다. 걱정과 우울함 때문에 힘들어 하는 사람들에게 특히 좋다. 여러분의 기분이 최악일 때 에너지가 거의 다 소멸되며 하루하루가 거의 전쟁터나 마찬가지인 상태가 된다. 하지만 라일락과 함께한다면 하루하루 모든 순간들이 즐거워질 수 있다. 다른 사람들에게 알려 주고 싶을 정도의 경험을 라일락을 통해 느껴 볼 수 있을 것이다.

라일락이 전하는 메시지: "저는 당신이 필요할 때면 언제든지 마음을 진정시키고 편안하게 만들어 주는 오래된 친구와 같은 존재가 될 것입니다. 잠시라도 당신의 마음을 편하게 하세요. 당신의 머릿속에 계속 맴도는 짜증과 우울함을 빨리 버리세요. 그리고 좋은 생각과 기분으로 바꾸어 보세요. 당신은 충분히 그렇게 할 수 있습니다. 제가 당신의 생활이 매일매일 즐거워지도록 만들어 줄 수 있습니다.

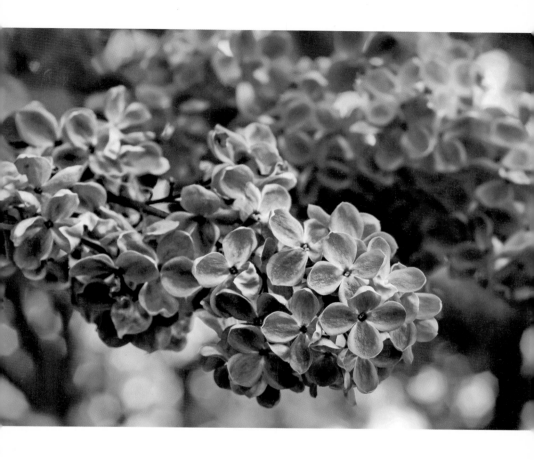

기분이 안 좋아지고 불행하다는 생각은 이제 더 이상 지금이 아닌 과거에 존재했던 일들이라고 생각하세요. 당신은 이제부터 제대로 된 생활을 해야 합니다. 만약 지금 실행에 옮기지 않으면 당신은 결코 그런 생활을 할 수가 없을 것이고, 결국은 불행과 절망만 있을 뿐입니다. 천사들은 당신이 매일 행복하길 바랍니다. 제가 당신을 그 길로 인도하겠습니다."

52. 주황 백합
Orange Lily

학명: Lilium spp.

에너지 특성: 우울한 기분을 없애 주고 자부심을 높여 주고 마음에 응어리진 것들을 사라지게 해 준다. 평온함과 만족감을 주기도 한다.

대천사: 조피엘

차크라: 태양신경총

힐링 설명: 주황 백합은 과거에 있었던 작은 일들을 다시 돌아보게 만들고 여러분 주위에 항상 존재하는 것들에 대해 기쁨을 갖게 만든다. 사람은 누구나 스트레스를 받게 되면 걱정과 두려움에 사로잡혀 우리가 축복받은 감사해야 하는 일들을 보지 못하게 된다. 주황 백합은 그런 것들을 깨닫게 하고 오래된 짐들을 던져 버리도록 한다.

가능하다면 아직 개화가 되지 않은 주황 백합을 구입해서 옆에 두고 플라워 테라피를 시작하는 것이 좋다. 그리고 꽃이 열리는 과정을 상상해 보는 것이 좋다. 며칠 후 주황 백합의 꽃봉오리가 열리는 것을 천천히 보게 될 때 여러분은 놀랄 만큼의 좋은 기분을 느끼게 될 것이고 모든 부정적인 기분들이 말끔히 사라지게 될 것이다. 또 주황 백합은 자부심과 날카로운 비판력을 가지는 데에도 도움을 주며 심지어는 살이 찌고 싶은 사람에게도 좋다.

주황 백합이 전하는 메시지: "저는 당신이 오랫동안 지니고 있던 해묵

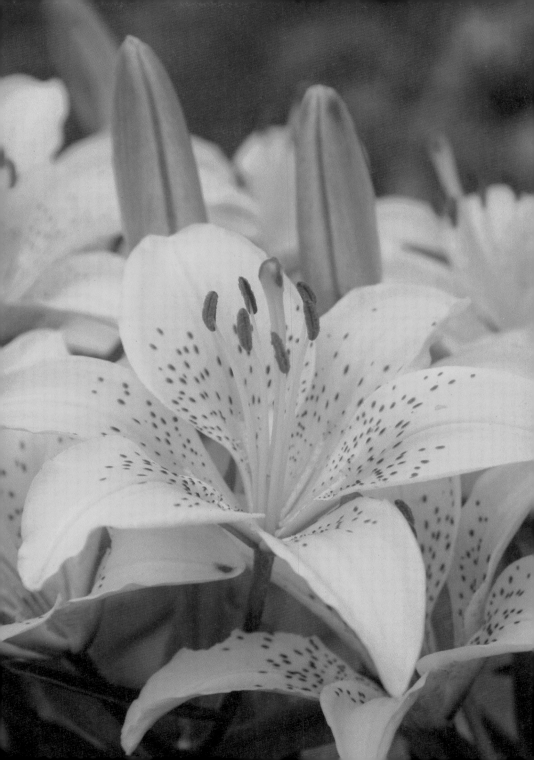

은 감정들을 말끔하게 지워 버리는 데 도움을 줍니다. 당신이 지금까지 어떤 사람이었는지 생각하지 말고 지금 당신 곁에 있는 저를 생각하세요. 저는 당신이 때로는 당신답지 않은 생각들을 한다는 사실을 알고 있습니다. 그리고 과거에 당신 자신을 너무 지나치게 자학하며 살아왔다는 것도 알고 있습니다. 당신이 얼마나 아름다운 사람인지를 스스로 볼 수 있도록 도와줄게요. 제 도움을 받는다면 아주 작은 단점들 때문에 당신이 가지고 있는 수많은 아름다운 점들을 놓치는 일은 더 이상 하지 않을 것입니다. 당신이 생각하는 그런 단점들은 단지 특별하거나 독특하고 다른 것들이라고 생각하세요. 당신의 기분이 아주 안 좋아지거나 속이 상할 때마다 저를 보세요. 그러면 그런 기분 대신 행복함을 느끼게 될 것입니다."

53. 분홍 백합
Pink Lily

학명: Lilium spp.

에너지 특성: 언약, 약속, 결정에 대한 확신

대천사: 예레미엘, 라지엘

차크라: 천골, 태양신경총

힐링 설명: 분홍 백합은 개인적인 맹세를 지킬 수 있게 도움을 준다. 그

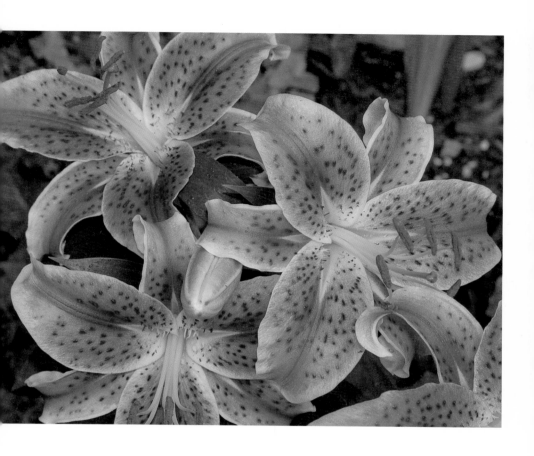

맹세가 무엇이든 상관없이 말이다. 분홍 백합은 다른 사람들 앞에서 여러분이 했던 말에 대해 꼭 지키고자 할 때 유용하게 사용할 수 있다. 또여러분이 중대한 결정을 내려할 때 여러분에게 확신을 심어 줄 수도 있다. 분홍 백합꽃은 크고 강렬해서 여러분이 정한 목표를 지속적으로 떠올리게 만드는 데 도움을 준다. 짙은 분홍색은 천사들과 요정들의 도움을 받아 사랑이 이루어지게 하는 것을 뜻하기도 한다.

분홍 백합이 전하는 메시지: "저는 당신이 한 모든 약속들을 지키게 만들고 그런 약속들이 물거품이 되지 않도록 합니다. 당신의 약속이 무엇이든지 예를 들어 건강 식단을 만들어 지킨다고 했든 운동을 시작하겠다고 맹세했든 아니면 천사들이 주는 사랑에 더 집중하겠다고 했든 상관없이 그 약속을 지킬 수 있게 해 줄 것입니다. 당신이 그런 약속들을 지켜나가는 데 어려운 일이 생겼다면 저는 당신을 도와 당신이 원했던 일들을 무사히 끝마칠 수 있도록 당신에게 힘을 줄 것입니다. 당신 스스로에게 했던 약속이나 다른 사람과 서류상으로 했던 약속이나 상관없이 저는 당신에게 큰 도움이 됩니다."

54. 노랑 백합
Yellow Lily

학명: Lilium spp.

에너지 특성: 풍요, 번창, 금전운, 경제적인 어려움 치유

대천사: 메타트론, 미카엘, 라파엘

차크라: 근원, 천골, 태양신경총

힐링 설명: 노랑 백합은 여러분이 금전적인 문제 때문에 힘들어 할 때 도움을 준다. 예를 들어 여러분이 휴가 때 놀러가서 쓸 돈이 조금 모자라서 머리가 아플 때 노랑 백합이 여러분의 오래된 친구처럼 도움을 줄

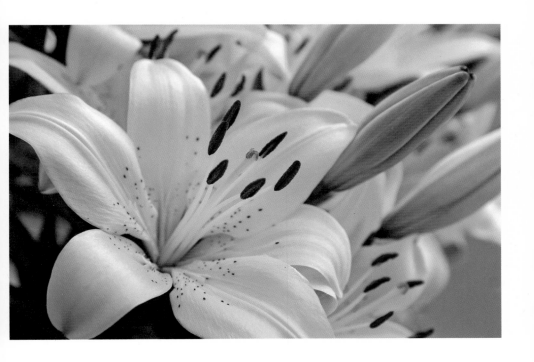

것이다. 지금 여러분이 겪고 있는 모든 장벽들을 말끔하게 치워 주기도 하는데, 노랑 백합은 여러분의 삶에 풍부함과 여유로움을 끌어다 줄 것이다. 그래서 최종적으로는 행복하고 안정적으로 생활을 해 나가는 자신의 모습을 발견하게 된다.

노랑 백합이 전하는 메시지: "저와 함께한다면 당신이 지금 겪고 있는 금전적인 문제들이 모두 좋아지게 됩니다. 물질적인 문제 때문에 더는 걱정하지 않아도 되는 당신의 모습을 상상해 보세요. 그리고 더는 청구서 때문에 머리가 복잡해지지 않은 그런 당신의 모습도요. 당신이 돈 때문에 삶이 복잡하게 꼬여가는 그런 것들을 벗어나 돈에 대해 걱정을 하지 않아도 되게끔 제가 도움이 될 수 있게 해 주세요. 지금 당장 심호흡을 깊게 하면서 저를 보세요. 제가 자석처럼 모든 풍요의 에너지를 당신에게 끌어다 줄 것입니다. 당신의 인생에서 모든 부분이 번창할 수 있게 될 것입니다. 당신이 돈을 손에 꼭 쥐려고 하는 것만큼 당신은 더 불행해질 수도 있습니다. 과거의 모든 일을 버리듯이 그런 마음도 버리세요. 저는 당신에게 번창과 풍요의 길을 인도해 줄 것입니다."

55. 은방울꽃
Lily of the Valley

학명: Convallariamajalis

에너지 특성: 평화, 정직, 인생의 방향에 대한 각성

대천사: 하니엘

차크라: 크라운

힐링 설명: 은방울꽃은 사랑과 부드러움의 에너지를 가진 꽃이다. 은방울꽃이 원래 가진 평화로운 성질 때문에 여러분의 모든 걱정거리들은 눈 녹듯 사라질 것이다. 여러분이 사랑하는 사람이나 비즈니스 파트너 때문에 어떤 걱정이 생겼을 때 해결해 주는 능력을 가지고 있다. 일반적으로 상대가 어떤 사람이었는지를 겪고 나서야 다음에 다른 사람을 만날 때 그 경험이 도움이 된다. 은방울꽃은 또한 여러분 자신에 대해 본

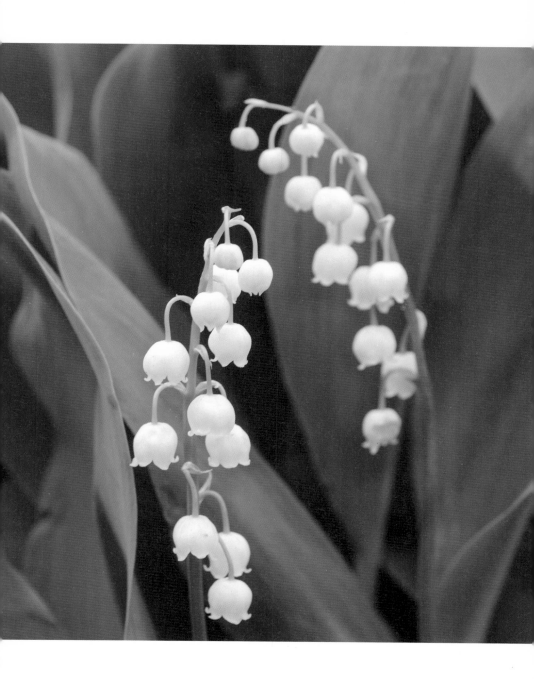

인 스스로 얼마나 솔직한지를 알고 싶을 때 도움을 주기도 한다. 특히 여러분 인생의 방향에 대해 고민할 때 더 그렇다.

은방울꽃이 전하는 메시지: "당신 주위에 있는 사람들에 대한 생각을 구체적으로 해보고 싶다면 저와 함께하면 됩니다. 저는 당신만의 거짓말 탐지기 역할을 할 수 있기 때문에 다른 사람들이 무슨 생각을 하는지 훤히 꿰뚫어 볼 수 있게 도움을 주어서 곤란한 상황에 빠지지 않게 할 수 있습니다. 저는 당신을 사랑하는 사람들이 가지고 있는 매우 순수하고 맑은 에너지를 당신에게 전해 줍니다. 그리고 저는 당신이 자신에게 정말로 진실될 수 있게 합니다. 그래서 지금 만족하면서 잘 살고 있는지 아닌지를 깨닫도록 해 줍니다. 피곤하다고 생각하지 말고 당신 자신에게 확실하게 물어 보아야 합니다. '내가 지금 제대로 살고 있는가?', '신이 알려 주신 길을 제대로 가고 있는 것인가?', '내가 해야 하는 일이었지만 하기 싫어서 멀리 했던 것들은 무엇이 있는가?' 저는 그런 질문들에 대해 당신이 정확히 요점을 찾아 낼 수 있게 도와줄 것입니다."

56. 연꽃
Lotus

학명: Nelumbo nucifera

에너지 특성: 깊은 영성, 지혜, 천사와 신과 같은 더 높은 곳에 있는 존재들과 연계

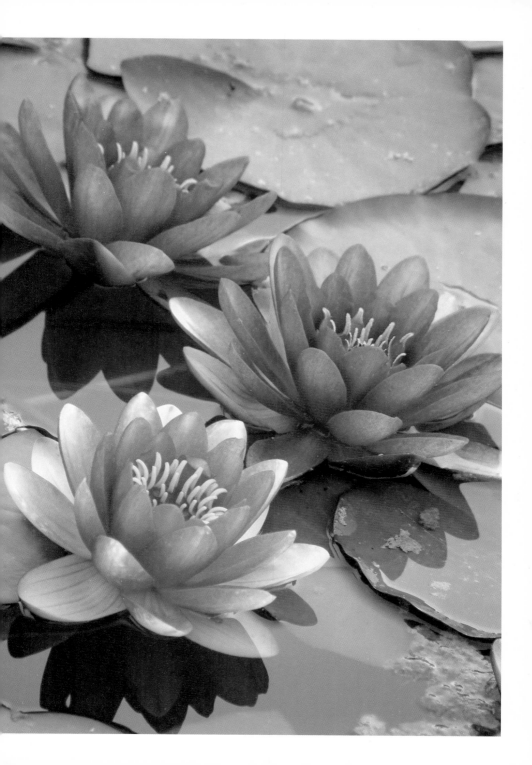

대천사: 메타트론, 라지엘

차크라: 크라운을 제외한 모두

힐링 설명: 연꽃은 영성과 지혜와 관련이 있다. 여러분의 명상을 한층 더 발전시켜 높은 곳에 있는 존재들과 만날 수 있게 한다. 연꽃은 크라운 차크라와 특히 강하게 연결되어 있긴 하지만 여러분의 모든 차크라들이 서로 균형을 이룰 수 있도록 한다.

연꽃이 전하는 메시지: "저는 아주 깊은 지혜를 전합니다. 당신이 영적으로 이루고자 하는 목표를 달성할 때 방해되는 모든 것들을 사라지게 하고 동시에 목표를 이루기 위해 필요한 방법과 방식들을 당신에게 알려 줄 것입니다. 저는 당신이 깊은 명상에 빠질 수 있게 해서 신과 연결이 될 수 있도록 합니다. 연꽃이 가득 핀 연못에 앉거나 연꽃 하나를 손에 들고 눈을 감은 후 깊게 숨을 들여 마시도록 하세요. 그리고 당신의 모든 차크라들이 활짝 열리는 기분을 느껴 보세요. 연꽃이 활짝 펴지는 모습을 마음껏 상상해 보세요. 그 안에 들어 있는 정기를 느껴 보세요."

- -

57. 자목련
Pink Magnolia

- -

학명: Magnolia spp.

에너지 특성: 임신과 출산

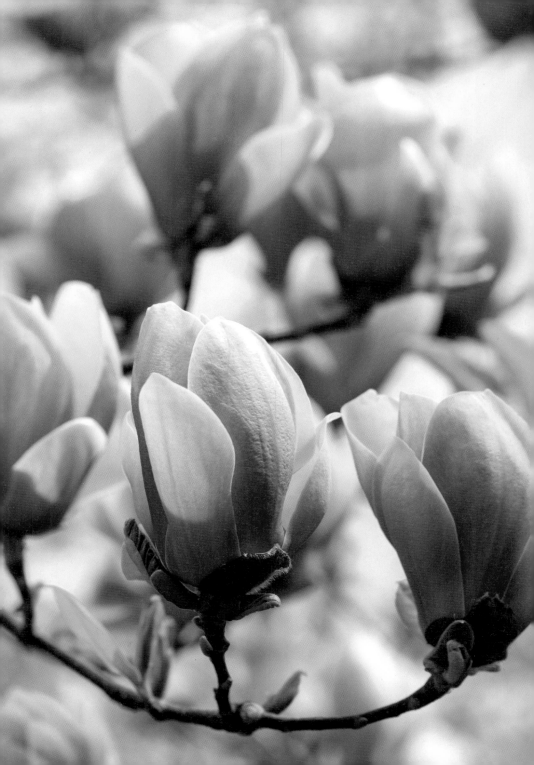

대천사: 카무엘, 하니엘

차크라: 근원, 천골, 심장, 크라운

힐링 설명: 목련은 꽃이 필 때 가장 에너지가 강해진다. 목련은 잎이 나기 전에 꽃부터 먼저 피기 때문에 그때 모습은 마치 벌거벗은 민둥나무처럼 생겼다. 목련꽃은 임신과 관계된 문제들을 치유해 주고 출산을 돕는다.

자목련이 전하는 메시지: "저는 당신에게 임신이 잘 될 수 있게 도움을 줍니다. 저는 어머니와 같은 나무입니다. 모든 에너지들이 서로 균형을 잡을 수 있게 하며 특히 출산을 도와줍니다. 불임에 대한 두려움을 갖지 마세요. 당신이 여자든 남자든 당신과 함께할 것입니다. 저는 제 밑에 앉아서 데이트를 하는 다정한 커플들을 좋아하기 때문에 당신도 마찬가지로 좋아하고 사랑합니다. 목련나무에 한 손을 대고 다른 쪽 손은 당신의 배에 갖다 대세요. 그리고 제가 당신에게 전하는 치유의 에너지를 느껴 보세요."

58. 백목련
White Magnolia

학명: Magnolia spp.

에너지 특성: 해독 작용, 오염 물질과 전자파로부터 보호, 중독되지 않게 해 준다.

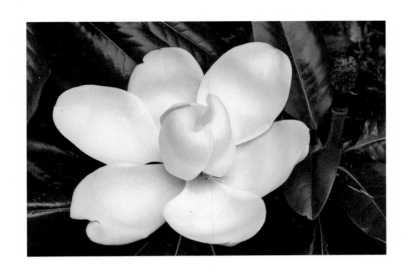

대천사: 메타트론, 미카엘, 라파엘

차크라: 천골

힐링 설명: 목련 나무에 백목련이 활짝 피면 오염된 주위 환경이 깨끗해지고 몸 안에 축적된 독소들이 빠져나온다. 특히 담배 연기를 없애 준다. 목련은 어떤 종류의 중독이라도 상관없이 빠져 나올 수 있게 도움을 준다. 여러분이 지금 유해한 물질들에 중독이 되어 있다면 많은 도움이 될 것이다.

백목련이 전하는 메시지: "당신이 지금 공기가 무척 오염된 곳에 살고 있거나 시내 한가운데 살고 있다면 저는 당신에게 최고의 친구가 될 수 있습니다. 당신을 둘러싸고 있는 모든 오염 물질들을 빨아들여 당신을 상쾌하게 만들 수 있습니다. 저의 꽃과 짙고 무성한 나뭇잎들은 당신에게 있는 불순물들을 모두 없애는 데 큰 도움이 됩니다. 저의 에너지로 둘러싸이게 되면 그동안 당신이 무심해져 있던 해로운 음식과 해로운 사람, 해로운 습관, 해로운 환경 등에 대해 좀 더 세심하게 살펴볼 수 있게 될 것입니다. 더 이상 좋지 않은 것들에 당신의 몸과 마음을 망치는 일들은 그만하게 할 것이며 당신을 최고로 좋게 하기 위해 모든 불순물들을 없애도록 할 것입니다."

59. 만데빌라
Mandevilla

학명: Mandevilla spp.

에너지 특성: 집착을 줄여 주고 자유를 갖게 하며 자신만의 공간, 역량 강화 등에 좋다.

대천사: 조피엘, 메타트론, 미카엘

차크라: 근원

힐링 설명: 만데빌라의 담을 타고 올라가는 특성 때문에 벽이나 담에서 키우기에 아주 좋다. 만데빌라가 높이 자랄수록 여러분의 낡은 생각들은 버려지고 독립심을 키우게 된다. 다섯 개의 꽃잎은 여러분이 스스로 쳐놓은 덫에 빠졌다는 생각이 들거나 자신의 결정 때문에 자유롭지 못하다고 느낄 때 여러분을 지켜 주는 에너지를 전달해 준다. 여러분이 어떤 것을 선택할 때 가장 최선이 무엇인지 잘 모르겠다면 만데빌라를 이용하면 좋다. 만데빌라 꽃은 여러분에게 더 이상 도움이 되지 못하는

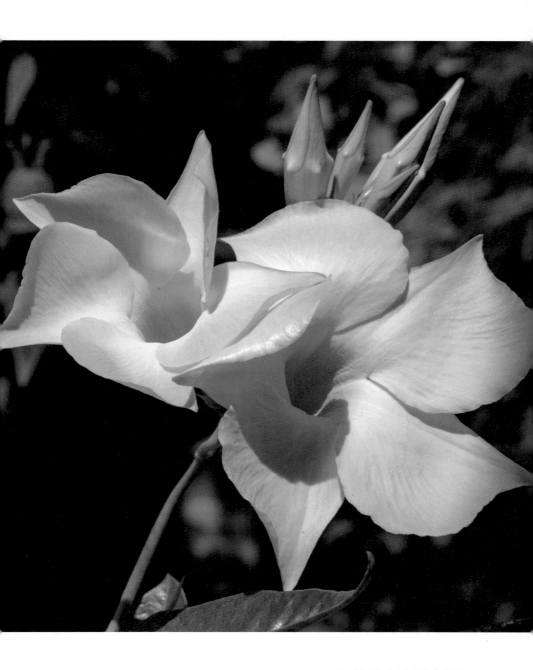

것들을 과감히 버리게 한다. 참된 본연의 모습으로 살아갈 수 있도록 하기도 한다.

만데빌라가 전하는 메시지: "저는 당신이 성장해 나가는 데 있어 필요한 것들을 발휘하지 못하게 꼭 붙잡고 있는 것들을 없애 줍니다. 자신을 억제하고 있다고 생각이 든다면 당신이 어떤 상황에 있어도 즐겁지 못할 것입니다. 두려워하지 마세요. 제가 당신을 돕겠습니다. 당신을 얽매고 있는 모든 것들을 끊어 버려 좀 더 자유롭게 성장하고 움직일 수 있게 하겠습니다. 머리를 자꾸 벽에 부딪치고 싶다는 생각이 든다면 잘 생각해 보세요. 저와 함께 모든 나쁜 집착들을 없앨 수 있습니다. 생활이 놀랍게 변화할 수 있게 제가 만들 것입니다."

60. 마리골드
Marigold

학명: Tagetes spp.

다른 품종: 프랑스 마리골드, 아프리카 마리골드, 도장 마리골드(signet marigold)

에너지 특성: 자신을 먼저 생각하게 하고 총명함과 새로운 관점을 가지도록 한다. 장애물을 극복하고 나아갈 수 있도록 한다.

대천사: 메타트론, 미카엘

차크라: 태양신경총, 목, 크라운

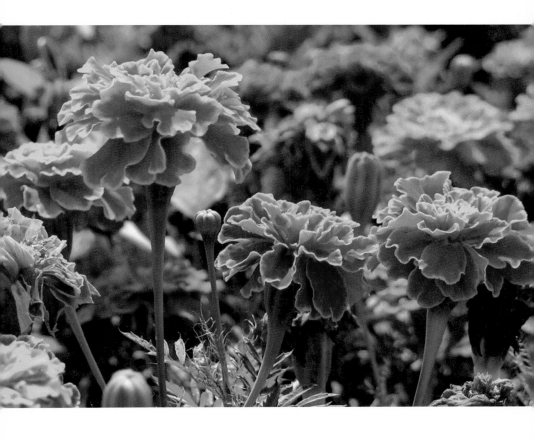

힐링 설명: 어찌할 바를 모르겠는 일이 생길 때 마리골드를 사용하면 좋다. 여러분을 주눅 들게 하고 난처하게 만드는 모든 일들도 결국은 작은 것들이 모여서 크게 보이는 것일 뿐이라는 사실을 깨닫게 만든다. 절대로 일을 무사히 끝마칠 수 없을 것처럼 보여도 결국은 그런 어려운 일들을 하나씩 극복해 나가면 된다는 사실을 금방 깨닫게 될 것이다. 마리골드는 그런 과정을 잘 헤쳐 나갈 수 있도록 도움을 주고 뒤를 돌아보면서 혼란에 빠지는 일이 없도록 한다.

마리골드가 전하는 메시지: "때때로 풀기 힘들 정도로 굉장히 복잡해 보이는 상황에 놓이게 될 때가 있습니다. 제 말을 잠깐 귀 기울여 들어 주세요. 제가 사물을 바라보는 새로운 관점에 대해 알려 줄게요. 겉보기에 도저히 해결 방안이 없을 것 같은 문제도 자세히 들여다보면 당신이 생각하는 것만큼 그렇게 어렵고 복잡한 문제가 아닙니다. 그런 문제들은 대부분은 작은 문제들이 모여서 크게 보이는 것뿐이고 그 작은 문제들은 쉽게 해결할 수 있는 것이 대부분입니다. 저를 가만히 들여다보고 있으면 당신이 필요로 하는 영감이 떠오르게 될 것입니다. 꽃잎 하나하나를 따로 떼어 놓고 보면 보잘것없이 보이겠지만 그런 꽃잎 하나하나가 모여서 꽃 한송이가 될 뿐입니다. 그런 것처럼 지금 당신의 상황도 충분히 헤쳐 나갈 수 있는 작은 것들이 모여서 크게 보일 뿐입니다. 저는 당신이 그 문제들을 훌륭히 처리해 나갈 것이라고 믿습니다."

61. 밤메꽃
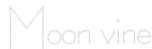

다른 이름: 밤나팔꽃(Moonflower)

학명: Ipomoea alba

에너지 특성: 지루하고 반복되는 일상에서 벗어남, 혼란스러운 생각을 없애 준다.

대천사: 예레미엘, 산달폰

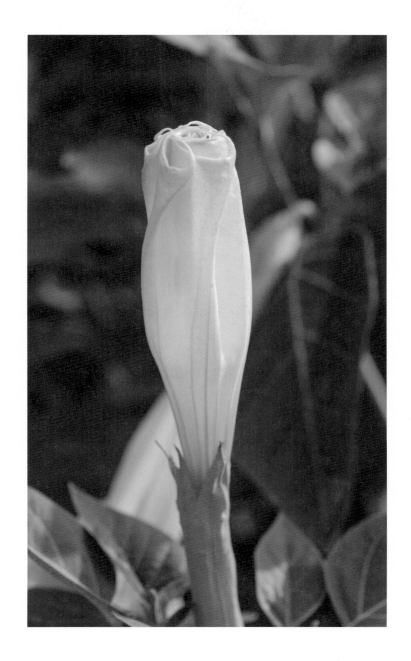

차크라: 크라운

힐링 설명: 밤메꽃은 밤에만 피는 덩굴성 꽃이다. 밤메꽃은 여러분을 지루한 일상생활에서 잠시 벗어나서 새로운 활력소를 가지고 생활에 임할 수 있게 한다. 그리고 혼란스러운 일들을 정리할 수 있도록 일깨워 준다.

밤메꽃이 전하는 메시지: "당신은 혹시 다람쥐 쳇바퀴 돌듯 사는 것 같은 느낌을 받으신 적이 있나요? 그런 생활을 벗어나기 위해 시간을 내서 생각을 정리하고 돌아왔지만 결국은 다시 전과 같이 반복적인 일상생활을 하고 있는 자신을 발견해 본 적 있나요? 그렇다면 당신은 매일 저의 에너지를 받으며 일을 시작할 필요가 있습니다. 저는 당신의 그 반복적인 일상을 잠시나마 벗어나게 해서 새로운 일상을 정립할 수 있는 여건을 조성합니다. 혼란스러운 생각에서 벗어나서 전혀 다른 각도에서 사물을 보고 판단할 수 있도록 도움을 드리겠습니다. 저에게 28일이라는 시간을 주세요. 그러면 당신의 생각들이 자리를 잡을 수 있게 하겠습니다."

62. 나스터튬
Nasturtium

다른 이름: 한련화, 금련화

학명: Tropaeolum majus

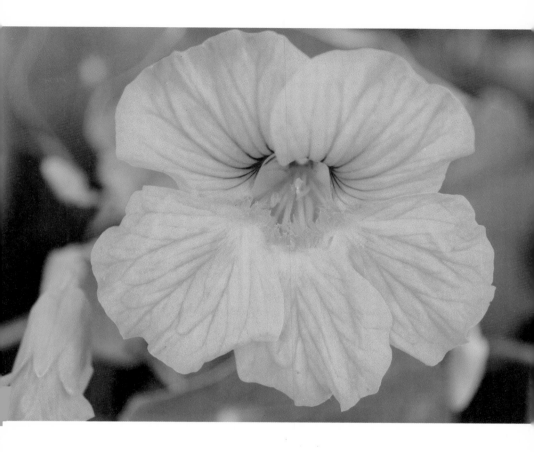

에너지 특성: 오러(aura)를 강하게 하고 방어, 주고받는 원칙하의 재정 상태를 수립하고 풍요로움을 불러오며 감정을 조절한다.

대천사: 메타트론, 산달폰

차크라: 천골, 태양신경총

힐링 설명: 나스터튬은 여러분의 인생에서 몇 가지 부분의 균형을 잡는 역할을 한다. 그중 하나는 오러(aura)를 보호하는 특성을 가지는 에

너지들에 영향을 끼친다. 그리고 '기브 앤드 테이크(give and take)'라는 원칙을 좀 더 강하게 가지도록 해서 재정의 균형을 맞춘다. 여러분은 아마도 주는 것보다는 받는 것에 더 신경을 쓰고 있을 것이 분명하다. 나스터튬은 모든 것들을 밝고 원활하게 만들기 때문에 여러분의 기분이나 감정까지도 좋게 해 준다. 결국은 여러분이 매일 최고의 기쁨과 즐거움을 가질 수 있게 한다.

나스터튬이 전하는 메시지: "저는 나쁜 에너지로부터 당신을 보호하기 위해 당신의 오러(aura)를 더 크고 강하게 만듭니다. 제가 당신의 모든 생활(주위에 있는 사람들 그리고 감정 등까지 포함)에 안정과 평화를 줄 것입니다. 인생에 방해되는 오래되고 낡은 에너지는 이제 모두 버려야 합니다. 또 사소한 문제로 인해 필요 이상으로 골머리를 앓을 필요도 없습니다. 모든 걱정거리, 특히 돈 문제 때문에 생긴 근심들을 이제는 모두 날려 버리세요. 이제부터는 모든 일이 잘 풀리게 될 것입니다."

63. 난초

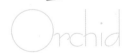

학명: 난초과에 속하는 모든 종들

에너지 특성: 미래로 전진, 목표 달성을 위한 추진력, 포기하지 않음

대천사: 예레미엘, 산달폰

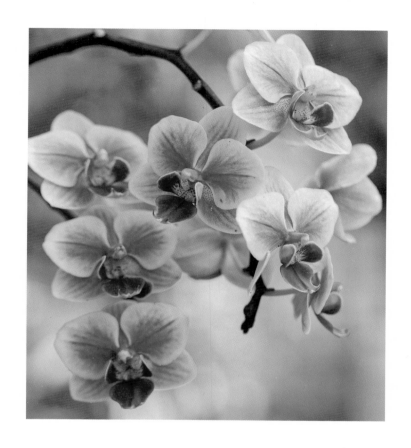

차크라: 천골, 심장, 크라운

힐링 설명: 난초가 가지고 있는 에너지는 한층 더 높게 여러분의 정신을 성숙시켜 준다. 난초는 여러분이 최고 중에 최고라는 생각을 가지게끔 하고 그런 생각을 바탕으로 목표에만 전념해야 한다고 알려 준다. 난초는 여러분이 더 이상 앞으로 나아가지 못하거나 아무것도 얻을 것이 없다는 생각이 들 때 여러분을 뒤에서 밀어 주는 역할을 한다.

난초가 전하는 메시지: "당신이 한 발씩 앞으로 내디딜 때마다 당신의 목표에 점점 더 가까워지고 있음을 알아야 합니다. 지금은 포기할 때가 절대 아닙니다. 오히려 조금이라도 앞으로 나아가기 위해 당신 자신을 채찍질해야 할 때입니다. 그렇게 하면 분명 가까운 미래에 당신은 충분한 보상을 받게 될 것입니다. 꿈을 향해 항상 전진하세요. 항상 당신의 완벽한 목표 달성을 위해 매진해야 그 목표를 이룰 수 있게 됩니다. '적당히'란 절대 없습니다."

64. 팬지
Pansy

다른 이름: 삼색제비꽃(Heartsease)

학명: Viola tricolor

에너지 특성: 예지력을 발달시키고 비통한 마음을 치유

대천사: 아즈라엘, 메타트론, 미카엘, 라파엘

차크라: 제3의 눈

힐링 설명: 팬지는 여러분의 차크라 중 제3의 눈을 활짝 열리게 해서 예지력을 높여 준다. 팬지와 함께 있으면 새로운 경험들을 많이 할 수 있게 된다. 평소 보지 못하던 부분들까지 보이게 되며 이것은 천사들이나 여러분이 사랑했던 사람들 중 지금은 이 세상에 없는 그런 사람들이

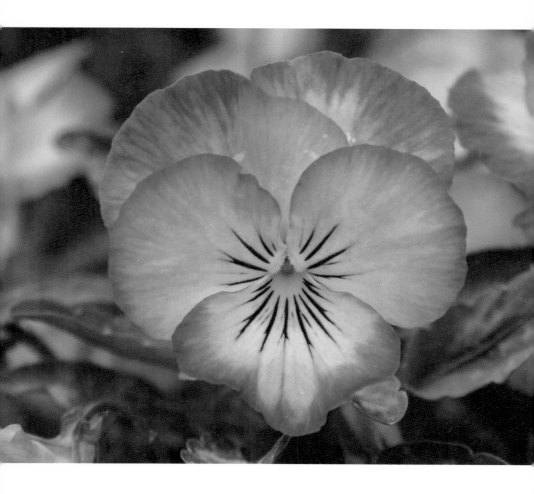

언제나 여러분과 함께하고 있다는 징표이기도 하다. 팬지의 에너지를
완전히 경험하려면 팬지 한 송이를 들고 드러누워서 미간 위에 팬지를
갖다 대고 천천히 심호흡을 해 보자. 그러면 전혀 색다르면서 놀라운 느
낌을 받게 될 것이다. 조금은 톡톡 쏘는 듯한 느낌을 받을 수도 있는데
계속 하다 보면 익숙해질 것이다.

팬지가 전하는 메시지: "당신이 예지력을 갖고 싶다면 제가 분명 도움이 될 것입니다. 저는 당신에게 영적인 통찰력을 가질 수 있게 도움을 줍니다. 당신 주위에 있는 에너지들의 움직임, 천사들, 그리고 지금은 고인이 된 사랑하는 사람들까지 모든 것을 볼 수 있습니다. 당신이 항상 하늘에 있는 존재들과 함께하고 있다는 사실을 깨닫게 되면 비탄과 상실감을 치유할 수 있게 될 것입니다. 저는 당신이 가지고 있는 제3의 눈 차크라를 맑게 해 줄 것입니다. 당신이 받게 되는 영적인 메시지들에 대해 거부감을 갖지 마세요. 그게 바로 당신이 예지력을 가지게 되는 과정 중 하나입니다."

65. 시계꽃
Passion flower

학명: Passiflora spp.

에너지 특성: 사랑의 감정, 외로움을 없애줌, 편안함과 평온, 천사들, 신, 별들과 연결

대천사: 라지엘

차크라: 심장, 제3의 눈, 크라운

힐링 설명: 시계꽃은 매우 정교하게 생겼으며 동시에 흥미로움을 주는 꽃이다. 꽃모양이 꼭 크라운 차크라를 나타내는 심벌과 비슷하게 생겼

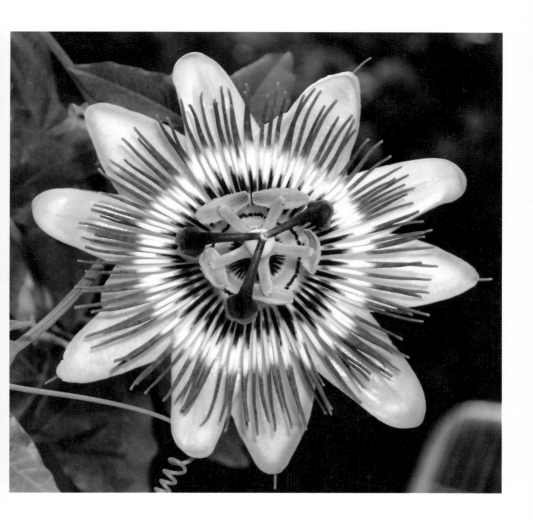

다. 그래서 이 꽃은 신의 영역과 커뮤니케이션이 더 잘되게 해 주는데,
천사들이나 별자리와 더 깊게 연결이 되게 해 준다. 물론 이때는 여러분
의 의지가 있어야 가능하다.

시계꽃은 사랑이라는 감정에 마술을 부린다. 그래서 자연스럽게 사

랑이 생기게 만들어 준다. 여러분의 주위에는 항상 사랑이 존재한다는 사실을 일깨워 주기 때문에 누군가에게 사랑을 받고 싶어 애타게 찾아 다닐 필요가 없다. 왜냐하면 언제나 사랑을 받는 사람이 될 것이기 때문 이다. 시계꽃은 여러분을 절대 외롭게 만들지 않는다.

시계꽃이 전하는 메시지: "저는 당신을 감싸고 있는 신의 사랑과 당신 을 연결시킬 수 있게 크라운 차크라를 열도록 도와 줍니다. 당신은 절대 혼자라고 느낄 필요가 없습니다. 하늘의 편안함과 평온이 언제나 당신 과 함께할 것입니다. 그리고 당신의 마음을 열게 해서 천사들의 모습을 보게 할 것입니다. 당신이 필요할 때면 언제든지 천사들의 도움을 받을 수 있다는 사실을 잊지 마세요. 당신이 매너리즘에 빠지거나 방향성을 잃어버렸다고 생각되면 저를 찾아오세요. 당신을 인도할 천사들의 에 너지를 당신에게 전해 주겠습니다. 저는 당신에게 신적인 존재들을 아 주 가깝게 마주 보도록 해서 그들의 메시지를 분명하게 들을 수 있게 합니다."

66. 작약

Peony

학명: Paeonia spp.

다른 품종: 함박꽃(Chinese peony), 유럽 작약

에너지 특성: 멀리 떨어진 곳에 있는 사람에게 사랑을 전하고 치유를

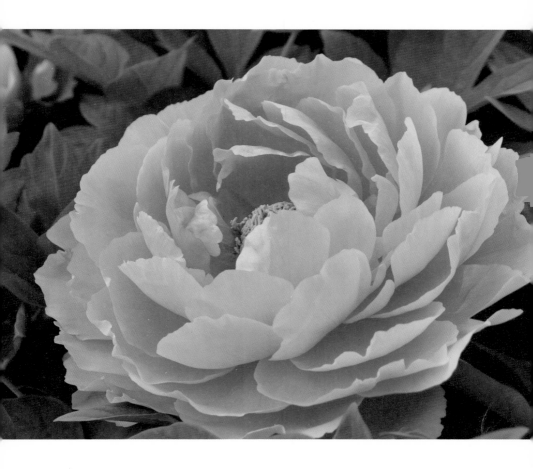

해 준다. 앞날에 대한 대비책 마련, 갈등에 대한 치유, 에너지 증가

대천사: 라파엘, 산달폰

차크라: 근원, 천골, 심장

힐링 설명: 앞날에 필요할 수도 있겠다 싶은 대비책을 미리 세워 놓고

싶다면 작약을 사용하면 된다. 작약은 응급 수술, 면접, 중요한 미팅 등과 같은 상황에서 사용하기에 가장 좋다. 단순하게 작약을 앞에 놓고 언젠가 일들이 닥치게 됐을 때 여러분을 도와 줄 수 있겠냐고 물어 보면 된다. 작약의 에너지는 사랑과 힐링이기 때문에 플라워 테라피가 주는 이점을 다른 사람에게 전해 줄 때 가장 좋은 꽃이다. 작약을 다른 꽃들과 함께 사용할 수도 있는데, 예를 들어 여러분의 친구가 연인을 찾고 있다면 빨간 장미와 작약으로 부케를 만들어 줄 수도 있다.

작약이 전하는 메시지: "저는 멀리 떨어져 살고 있는 가족이나 친구들을 애타게 그리워하는 당신의 마음을 알고 있습니다. 제가 지금 당신과 함께 그들에게 힐링의 메시지와 생각들을 보내도록 하겠습니다. 이미 세상을 떠난 사람이라 할지라도 당신이 보내는 축복을 받을 수 있습니다. 왜냐하면 에너지는 천사들을 통해 어디든 갈 수 있기 때문입니다. 거리가 얼마나 떨어져 있는지는 전혀 문제가 되지 않습니다. 그리워하는 사람들이 어디에 있든 그들 곁에 있는 것처럼 느껴질 것입니다. 그들의 손을 잡고 따뜻하게 꼭 껴안는 모습을 상상해 보세요. 저는 상대가 어떤 상황에 처해 있든 상관없이 누구에게나 도움이 될 수 있습니다. 종족이나 나라도 개의치 않고 힘든 시간을 겪고 있는 사람들이라면 그들을 치유해 줄 것입니다. 제 옆에 앉아서 제 꽃잎 위에 당신이 주로 사용하는 손을 올려놓고 상대가 누구든 그 사람을 도와달라고 기도하면 됩니다."

67. 페루비안 릴리

Peruvian Lily

다른 이름: 잉카 릴리

학명: Alstroemeria spp.

다른 품종: 앵무새꽃

에너지 특성: 경쟁심을 자제시키고, 반대편 관점에서 바라 볼 수 있는 능력을 키우고 이기심을 없애 준다.

대천사: 미카엘, 라구엘

차크라: 근원

힐링 설명: 페루비안 릴리는 여러분의 생활에 조화와 평온을 가져다준다. 이 꽃은 사물이나 일에 대해 다른 관점에서도 바라볼 수 있도록 해주고 다른 사람과의 사이에 생기는 경쟁심을 없애 준다. 이렇게 하기 위해서는 먼저 여러분의 이기적인 에너지를 없애는 것이 선행되어야 하며 그리고 난 다음에는 정신적으로 성숙해 나가는 단계를 밟게 된다. 페루비안 릴리는 자신의 주위에 있는 모든 것들을 사랑하게 만들기도 한다. 혹시라도 무엇을 잃을까 봐 두려워하는 마음을 가질 필요는 없다. 하늘이 여러분과 여러분 가족을 항상 지켜 주고 보호해 줄 것이다. 천사들에게 도움을 요청한다면 언제나 여러분의 생활이 더 풍요로워질 수 있도록 해 줄 것이다.

페루비안 릴리가 전하는 메시지: "사랑과 유쾌함으로 당신을 표현해

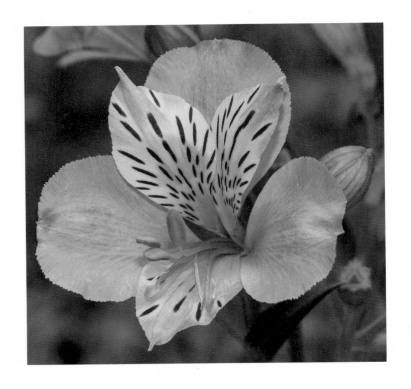

보세요. 더 이상 경쟁심으로 넘쳐 나는 그런 나쁜 에너지는 안 됩니다.
경쟁은 다른 모든 사람들이 나보다 못하다고 생각하기 때문에 생기는
이기적인 생각입니다. 그리고 성공하기 위해서는 반드시 다른 사람들
을 이겨야 한다고 생각하기 때문입니다. 이런 말도 안 되는 생각은 더
이상 갖지 마세요. 그래야 당신의 모든 인생이 풍요로워집니다. 제가 당
신에게 부탁할게요. 다른 사람들의 관점에서 모든 것들을 바라보라고
말입니다. 종종 우리는 우리 자신을 너무 믿어서 중요한 점을 놓치거나
다른 사람의 의견을 완전히 무시하는 경향이 있습니다. 인생에서 균형
을 갖는 일은 무척 중요하다는 사실을 당신에게 일깨워 주고 싶습니다."

68. 피튜니아
Petunia

학명: Petunia spp.

에너지 특성: 기쁨과 즐거움, 재미, 웃음을 전해 준다. 갈등을 해소하고 커뮤니케이션이 잘되도록 한다.

대천사: 아리엘, 가브리엘, 라구엘

차크라: 근원, 심장

힐링 설명: 피튜니아는 모든 사람들에게 즐거움과 기쁨을 선사한다. 여러분의 집에 피튜니아를 심으면 분명 집안에 항상 웃음이 넘쳐날 것이다. 또 긴장을 완화시키는 데 도움이 되고 커뮤니케이션이 잘 이루어지도록 한다. 모든 꽃들이 요정들과 관련이 있지만 그중에서도 피튜니아가 제일 깊은 관계를 맺고 있다. 피튜니아는 가브리엘 대천사와도 강하게 연결되어 있는데 꽃 모양이 작은 트럼펫과 닮아 있으며 또 그 악기는 가브리엘과 관련이 있기도 하다.

피튜니아가 전하는 메시지: "지금 이 시간은 당신이 더 재밌게 놀고 더 많이 웃고 더 즐거워야 할 때입니다. 당신의 그런 즐거움들을 방해하고 있는 다툼과 갈등의 좋지 않은 에너지를 모두 날려 버리세요. 저는 모든 사람들에게 행복을 전해 주는 일이 너무 좋습니다. 당신을 더 재밌게 해 줄 수 있는 에너지들을 더 많이 전해 줄 수 있다고 상상해 보세요. 제가 당신 곁에 있는 이유이기도 합니다. 매일 그리고 매순간마다 당신

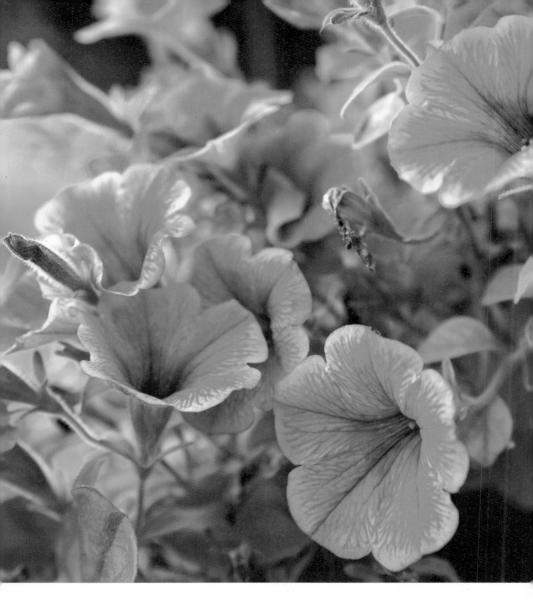

을 즐겁게 해 주는 에너지들로 당신을 도와주겠습니다. 또 저는 커뮤니
케이션 능력을 키워 주어 바람직한 방향으로 당신 자신을 표현할 수 있
게 할 것입니다."

69. 피그 페이스
Pig Face

다른 이름: 아이스 플랜트(Ice plant)

학명: Carpobrotus glaucescens

에너지 특성: 몸과 마음을 강인하게 만들어 주고 회복력을 좋아지게 만든다. 직장에서의 사기를 높여 준다.

대천사: 메타트론, 미카엘

차크라: 근원, 천골, 심장

힐링 설명: 피그 페이스는 몸과 마음을 강인하게 만들어 준다. 이 꽃은 어떤 식이요법을 하더라도 몸에 잘 받게 해 주고 지속적인 몸의 변화를 불러온다. 또한 어떤 문제든지 감정적으로 잘 처리할 수 있도록 마음을 강하게 만들어 준다. 피그 페이스는 회사 일에서도 많은 도움을 주어 직장생활을 훨씬 수월하게 할 수 있게 해주고 승진할 수 있는 기회도 만들어 준다. 직장에서 맡은 일도 잘 처리할 수 있게 해서 어떤 일이든 스트레스를 받지 않고 즐겁게 할 수 있게 된다.

피그 페이스가 전하는 메시지: "저는 당신에게 힘과 회복력을 줍니다. 당신이 연약해졌을 때 제가 강하게 만들어 줄 것입니다. 몸과 마음이 약해져서 시름시름 앓거나 비틀거리는 일이 없이 항상 기운차게 모든 곳에서 지낼 수 있게 될 것입니다. 빠르게 변화되기보다는 좋게 변화되는 모습을 가지게 될 것입니다. 그리고 또 저는 당신의 사회생활이 좋아질

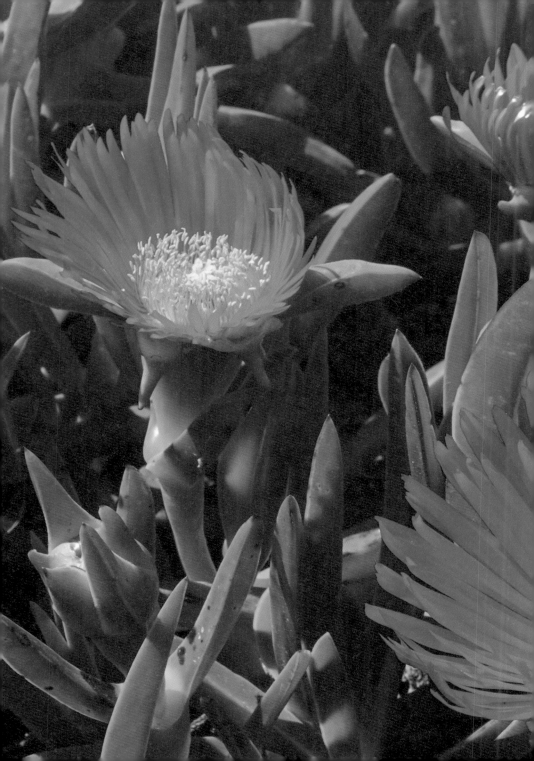

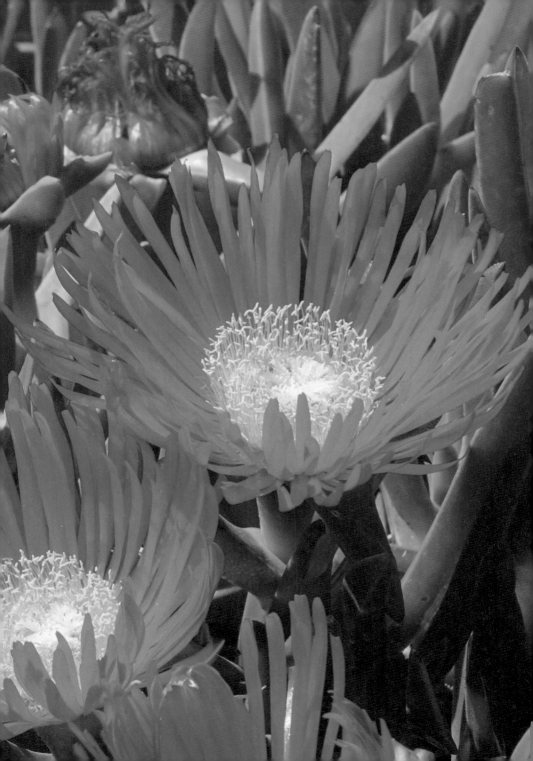

수 있도록 할 것입니다. 당신이 원하는 직장에서 차례차례 한 계단씩 위로 올라가도록 도울 것입니다. 만약 자영업을 하고 있다면 더 많은 손님들이 찾을 수 있게 할 것입니다. 회사 내에서 대인관계를 더 좋게 만들수 있고 또 당신에게는 잘 맞지 않는 일을 해야 할 경우가 생기면 그 일을 좋아할 만한 사람을 찾아서 그 일을 넘겨주는 것까지 제가 도움을줄 수 있습니다. 당신이 마음속으로 정말 행복질 수 있는 그런 일들에서성취감을 느낄 수 있게 할 것입니다."

70. 소나무

학명: Pinus spp.

에너지 특성: 강인함, 자신감, 부정적인 생각을 없애 줌, 집중력, 방어

대천사: 미카엘, 라지엘

차크라: 태양신경총, 심장, 목

힐링 설명: 소나무는 장엄해 보이는 나무이다. 솔방울이 정확히 꽂은 아니지만 놀랄 만큼의 보호막을 가지고 있다. 문 밖에 소나무가 있으면 부정적인 것들이 모두 밖으로 빠져 나가고, 또 집 안으로 사람이 들어올 때는 소나무의 영향을 받아 정신이 맑아지고 집 주인에게 경의를 표하며 공손한 말로 대하게 된다. 여러분이 무척 지쳐 있을 때 소나무 아래

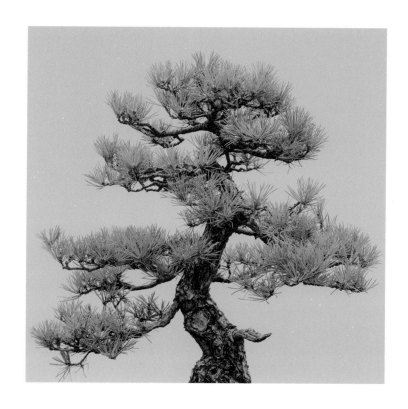

앉아 있으면 몸과 마음이 다시 강인해지고 자신감이 생기게 된다. 위에 있는 그림처럼 생긴 소나무 분재는 아주 훌륭한 명상 도구들로 사용할 수 있다. 소나무를 이용한 명상 도구들은 소나무가 가지고 있는 모든 장점들을 똑같이 가지고 있기 때문에 정신세계를 더 깊게 해 준다. 여러분 주위에 소나무가 있으면 언제든 여러분이 강인해지고 있다는 느낌을 받게 될 것이다.

소나무가 전하는 메시지: "저는 당신이 의지하고 기대어 있을 만큼 아주 크고 또 머리를 들어 높이 바라 볼 수 있을 만큼 장대합니다. 언제나

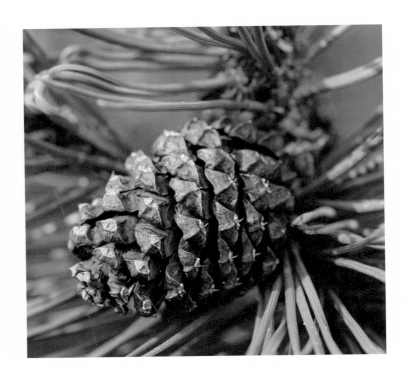

당신의 감정이 기복 없이 안정적인 상태로 될 수 있게 지켜 주겠습니다. 다른 사람들의 부정적인 에너지 때문에 절대 흔들리지 마세요. '말은 결코 나를 해치지 못할 것이다'라는 말을 주문처럼 되뇌세요. 사람들이 자꾸만 말로 당신을 아프게 만드는 것은 당신보다 상대가 더 불안하기 때문에 그런 것이라고 생각하세요. 다른 사람들이 당신을 어떻게 생각하는지 더 깊게 생각할 필요가 없습니다. 당신이 누구인지만 정확히 알고 있으면 됩니다. 제가 나쁜 말과 나쁜 에너지로부터 당신을 보호하면 차츰 부정적인 것들이 모두 사라지게 될 것입니다. 당신이 듣고 말하는 모든 것은 걸러져서 당신에게 좋은 것들만 전달될 것입니다."

71. 포인세티아
Poinsettia

학명: Euphorbia pulcherrima

에너지 특성: 인생의 목표 수립과 노력, 다른 사람들에게 영감을 불어 넣어 줌, 기념의 표시

대천사: 하니엘, 조피엘, 라지엘

차크라: 크라운

힐링 설명: 포인세티아는 크리스마스에 많이 사용되는 꽃이기 때문에 포인세티아의 에너지를 받아들이는 게 낯설지 않을 것이다. 포인세티아는 인생의 목표를 향해 갈 때 여러분을 인도하고, 그 길을 갈수록 여러분을 더 행복하게 만든다. 그리고 앞을 향해 가지 않고 머뭇거리고 있을 때 포인세티아가 여러분이 가야 할 길을 일깨워 준다. 해가 바뀔 때 마음가짐을 새롭게 하고 싶다면 포인세티아를 사용하면 좋다. 그러면 새해에는 더 좋은 일들이 많이 생기게 된다.

포인세티아가 전하는 메시지: "당신이 태어난 목적이 분명히 있습니다. 제가 천사들과 함께 그 목적을 향해 갈 수 있게 당신을 인도하겠습니다. 당신의 직감에 따라 저를 믿고 따라오세요. 그러면 당신이 가야 할 길을 따라 계속 갈 수 있게 되고, 자연스럽게 가장 최고로 좋은 상태가 되면서 다른 것들에 파급 효과가 나타날 것입니다. 당신이 원하는 인생을 살게 될 때 다른 사람들에게도 영감을 불어넣어 줄 수 있으며 그

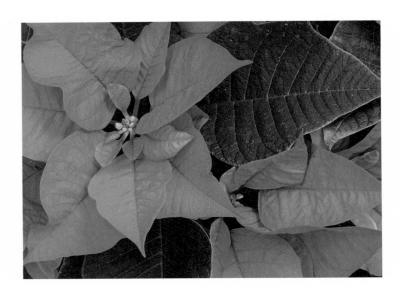

들을 신의 영역으로 인도해 주게 됩니다. 저는 또한 기념할 일이 있을 때 쓰는 꽃이기도 합니다. 저와 함께 긴장을 풀고 즐겁게 보내세요."

72. 양귀비

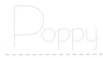

학명: Papaver spp.

에너지 특성: 소원이 이루어지고 꿈이 현실로 나타난다. 긍정의 힘을 일깨워 준다.

대천사: 라지엘, 우리엘, 자드키엘

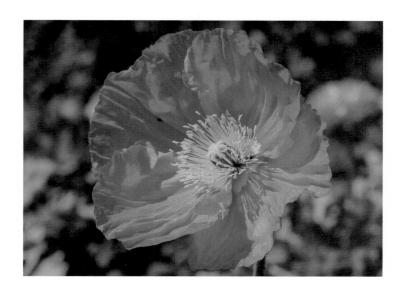

차크라: 크라운

힐링 설명: 양귀비는 여러분이 이루고자 하는 일이 잘 되게 해 주며 이루어가는 과정들을 몸으로도 느낄 수 있게 해 준다. 여러분의 소원이 눈앞에 현실로 나타나게 해 준다. 양귀비 씨앗을 손에 들고 소원을 말해 보자. "양귀비야! 내가 원하는 일들이 빨리 이루어지게 해다오. 네가 나를 위해 소원을 이루어지게 해 준다면 정말 고맙겠구나." 그리고 그 씨앗을 심고 물을 주면서 키우면 된다. 양귀비가 자라기 시작하면 여러분의 소원도 이루어지기 시작할 것이다.

양귀비가 전하는 메시지: "소원은 이루어진다! 당신의 꿈들이 당신이 생각했던 것보다 더 가까이 현실로 다가오고 있습니다. 그저 소원을 말하기만 한다면 모두 이루어질 것입니다. 지금 당장이라도 당신에게 놀라운 선물을 안겨다 줄 수 있습니다. 당신이 이루지 못할 소원은 없다고 분명하게 말하겠습니다. 소원을 제게 말하면 가장 완벽한 방법으로 축복이 이루어지게 할 것입니다. 양팔을 벌리고 마음을 활짝 열어 보세요. 빠른 시간 안에 모든 것이 이루어집니다."

73. 포튤라카
Portulaca

다른 이름: 채송화(Rose moss), 쇠비름(purslane), 태양화(sun plant)

학명: Portulaca spp.

에너지 특성: 다이어트를 도와주고 건강에 나쁜 음식을 멀리하게 한다.

대천사: 라파엘

차크라: 천골

힐링 설명: 포튤라카는 머뭇거림이 없다. 자신의 라이프스타일을 바꾸려고 마음을 먹었다면 그대로 실행에 옮기기만 하면 된다. 이 꽃은 변화가 시작될 것이라고 미리 알려 주는 어떤 힌트도 주지 않는다.

그냥 해야 된다고 알려 줄 뿐이다. 몸을 건강하게 만들어서 천사들과 연결될 수 있도록 도움을 준다.

포튤라카가 전하는 메시지: "이제 당신은 몸에 좋지 않은 패스트푸드

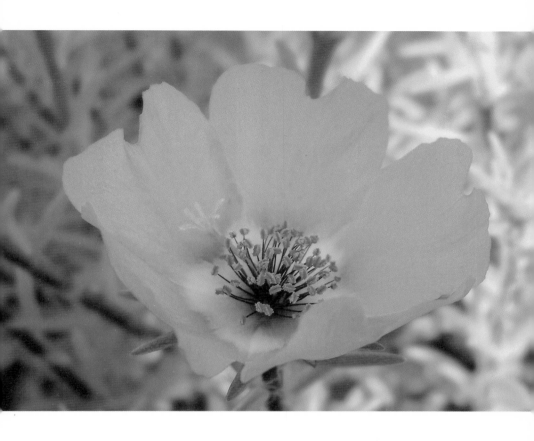

를 더 이상 먹지 말아야 합니다. 그런 음식을 계속 먹게 되면 천사들의 소리를 점점 더 들을 수 없게 됩니다. 몸에 좋은 음식과 좋은 에너지만 생각하세요. 바로 그게 제가 당신에게 바라는 생활 습관입니다. 식단에 서 몸에 좋지 않은 음식들을 모두 없애면 당신이 바라는 생활 속에 살 게 될 것입니다. 당신을 엉망으로 만들지 않고 모든 것이 잘 돌아가게 할게요. 먼저 나쁜 음식들을 멀리하겠다고 약속하세요. 저는 당신이 약 속을 저버리고 다시 유혹에 빠지지 않을 것이라고 믿어요."

74. 프리뮬러
Primula

다른 이름: 폴리안서스(Polyanthus), 달맞이꽃(primrose)

학명: Primula spp.

다른 품종: 불가리스 앵초(Primula vulgaris), 카우스립(cowslip, Primula veris)

에너지 특성: 아이들에게 좋다. 습관을 개선시켜 주고, 학교생활을 잘하게끔 하며 에너지를 균형 있게 발달시킨다.

대천사: 메타트론

차크라: 모두

힐링 설명: 프리뮬러는 아이들을 인도하는 에너지를 가지고 있다. 아이들에게는 최고의 꽃이다. 이 꽃은 나쁜 에너지를 흡수해서 생긴 좋지 않은 버릇들을 고쳐 주기도 한다. 여러분에게 아이들이 있다면 프리뮬러의 보살핌 속에 키우는 것이 좋다. 아이들의 에너지를 균형 있게 만드는 데 아주 효과적인 수단이 될 수 있다. 아니면 아이들 방에 프리뮬러 사진을 걸어 놓아도 된다.

프리뮬러가 전하는 메시지: "혹시 당신의 아이들과 매일 씨름을 하고 있습니까? 아이들이 학교생활을 좀 더 잘했으면 좋겠다고 생각하고 있습니까? 그렇다면 제가 당신과 당신의 아이들을 모두 보살펴 줄 수 있습니다. 더 이상 아이들에 대해 걱정하지 않아도 됩니다. 제가 아이들이

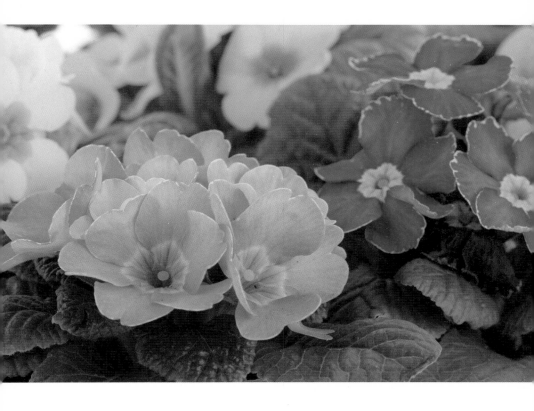

모든 면에서 균형 있게 자라도록 할 수 있습니다. 아이들은 1분 이상 하나에 집중할 수 없습니다. 그 시간이 넘어가면 지루하다고 짜증을 냅니다. 아이들은 변화에 상당히 민감하고 장소나 사람에게서 에너지를 쉽게 흡수할 수 있습니다.

그래서 우리는 그 에너지들을 아이들이 좀 더 쉽게 받아들일 수 있게 해줘야 합니다. 저를 이용해서 플라워 테라피를 한다면 아이들의 성격이나 학교생활이 굉장히 빠르게 긍정적으로 바뀝니다."

75. 프로테아
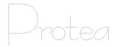

다른 이름: 슈거부시(Sugarbush)

학명: Protea spp.

에너지 특성: 비통한 마음을 낮게 하고 세상을 떠난 사람과 연결, 지지 받는 느낌

대천사: 아즈라엘

차크라: 근원, 천골, 심장

힐링 설명: 프로테아는 누구의 죽음으로 인해 생길 정도의 그런 비통한 마음에서 빠져나오게 한다. 그런 고통이 오래되었든 생긴 지 얼마 안 되었든 그 고통에서 빨리 벗어나기 위해서는 정면으로 부딪칠 필요가 있다. 그렇게 한 번 부딪치고 나면 안에 있는 열정들이 다시 살아난다. 프로테아를 이용해서 여러분을 힘들게 하는 그런 비통한 마음을 깨끗이 치유하기 바란다. 또 프로테아는 여러분이 친척이나 친구들의 응원을 받고 있다는 사실을 깨닫게 해 주며 세상을 떠난 친구나 친척들과도 연결이 될 수 있게 해 준다. 다른 세상에 있는 사람들이 보내 주는 사랑을 느껴 보기 바란다.

프로테아가 전하는 메시지: "저는 지금이라도 당신을 따뜻하게 안아 줄 수 있습니다. 당신을 천천히 지금의 상태에서 벗어나게 해서 좀 더 강한 사람이 되게 할 수 있습니다. 비통한 마음은 좋지 않은 에너지 중

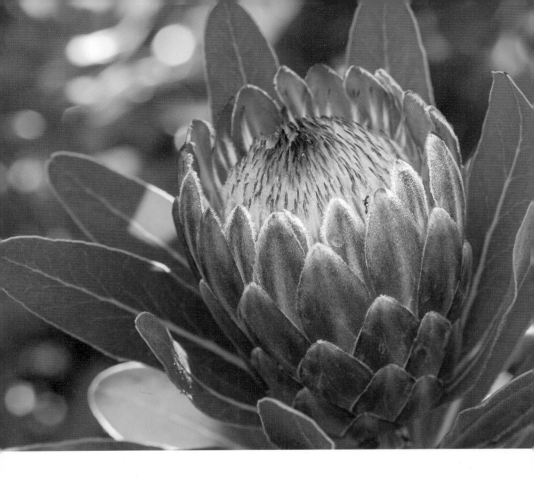

하나입니다. 그러므로 마음속 더 깊이 묻어 두려 하지 마세요. 당신의
감정 상태를 정확히 알아야 완전하게 치유할 수 있습니다. 가족이나 친
구 혹은 저세상에 있지만 지금도 당신을 사랑하고 있는 분들이 당신을
응원해 주고 있다는 사실을 알았으면 좋겠습니다. 그 사람들은 지금도
당신과 아주 가깝게 있을 뿐더러 당신이 다시 행복해지길 바라고 있습
니다. 당신은 언제나 다른 사람들에게 영감을 심어 주는 그런 사람입니
다. 당신을 더 기쁘고 더 행복하게 해 주고 싶어 하는 그런 사람들이 있
다는 것을 잊지 마세요."

76. 분홍장미
Pink Rose

학명: Rosa spp.

에너지 특성: 아름다움, 자신감, 편안함, 자신을 사랑하게 됨

대천사: 조피엘

차크라: 태양신경총, 심장

힐링 설명: 분홍색 장미는 자신감을 높여 주고 자기 자신을 더 사랑하게끔 만든다. 그래서 결국에는 자부심을 가지게 하는데, 그렇다고 지금 무엇인가를 일부러 바꿀 필요도 없다. 그냥 있는 그대로를 더 좋아하게끔 되는 것이다.

분홍색 장미가 전하는 메시지: "당신은 완벽합니다. 더 아름다워지기 위해서 바꿔야 할 것은 전혀 없습니다. 당신이 당신 자신을 더 사랑할 수 있게 제가 도와줄 것입니다. 거울을 보면서 당신 자신에게 '나는 너무 멋있다'고 말해 보세요. 당신에 관한 모든 것들을 사랑하세요. 당신은 신의 모습으로 태어났습니다. 당신에게 불완전한 부분은 하나도 없습니다. 당신 안에 사랑이 담기지 않은 것은 아무것도 없습니다."

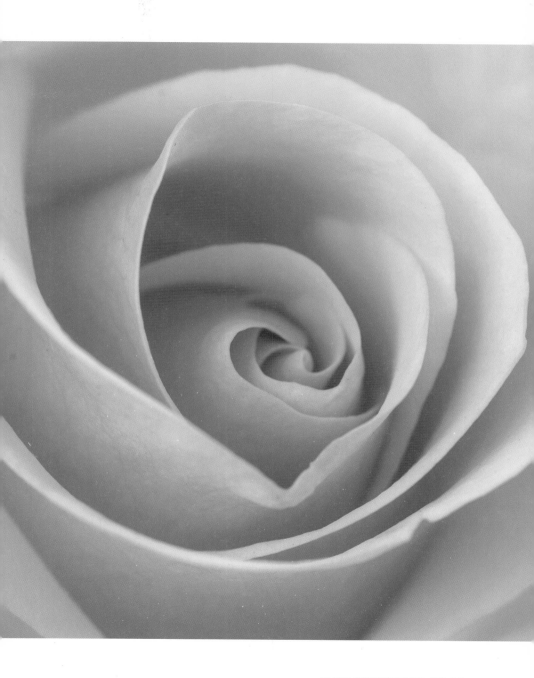

77. 빨간장미
Red Rose

학명: Rosa spp.

에너지 특성: 사랑이 찾아온다. 열정과 낭만이 풍부해지고, 동기부여가 늘어나고 치유를 촉진시킨다.

대천사: 하니엘, 조피엘

차크라: 근원, 천골, 심장

힐링 설명: 미의 천사인 대천사 조피엘의 그림을 보면 자주 그녀의 머리에 장미꽃을 꽂고 있는 것이 보인다. 빨간 장미는 사랑과 열정을 의미하는 대표적인 상징물 중 하나이며 오래 전부터 사랑의 선물로 사용되어 왔다. 특히 밸런타인데이 무렵에는 길거리 곳곳이 빨간 장미로 넘쳐난다. 심장에 있는 차크라를 열기 위해서는 빨간 장미와 함께해야 한다. 장미 한 송이나 아니면 한 다발도 상관없이 그 안에 있는 에너지는 모두 같다. 빨간 장미가 가지고 있는 마음의 벽을 허무는 강력한 치유의 에너지를 느껴 보기 바란다. 여러분의 생활에 사랑과 관련된 일들이 더 많아질 것이다.

빨간 장미가 전하는 메시지: "당신은 사랑받을 자격이 있습니다. 제가 그 부분을 도와주겠습니다. 우리가 함께하면 당신이 찾고자 하는 만남과 열정을 발견하게 될 수 있을 것입니다. 혹시라도 과거의 좋지 않은 만남 때문에 나쁜 기억이 남아 있다면 이제는 모두 잊으세요. 그때 생긴

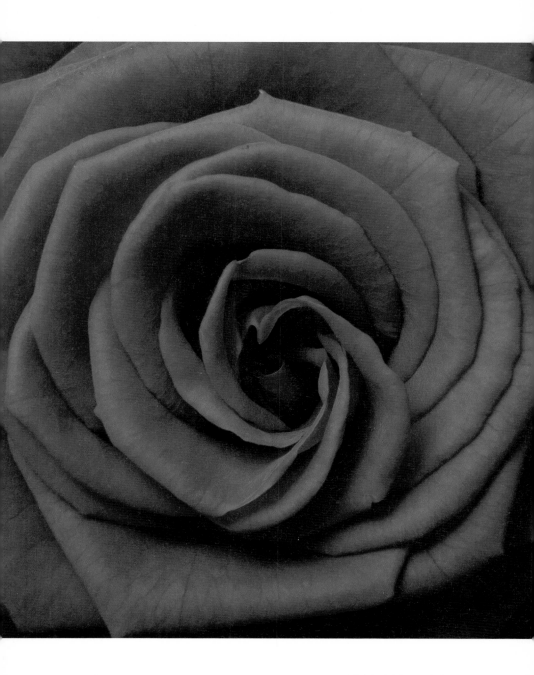

상처를 제가 모두 낫게 하고 좋은 쪽으로만 생각이 들게 할게요. 이제는 당신이 그토록 간절히 원하던 사랑을 하게 될 것입니다."

78. 하얀장미
White Rose

학명: Rosa spp.

에너지 특성: 정화, 평화, 과거의 일에서 벗어남, 세속적인 생각들에서 벗어남

대천사: 메타트론, 미카엘, 라파엘

차크라: 크라운

힐링 설명: 하얀 장미는 정화와 순수의 상징이다. 이 꽃은 침체된 에너지를 맑게 해 준다. 그래서 집이나 사무실 혹은 병실에서 사용하면 좋다. 이 꽃은 좋지 않은 분위기부터 세속적인 생각들까지 나쁜 것들을 정화해 주는 능력을 가지고 있다. 방 안에 홀수의 하얀 장미를 꽂아 두면 방 안에 있는 모든 것들을 정화시키는 플라워 테라피가 된다. 사랑하는 사람이 죽어서 힘든 시기를 겪고 있을 때도 이 꽃을 사용하면 도움이 된다.

하얀 장미가 전하는 메시지: "저는 당신의 오러(aura)에 있는 에너지를 맑게 합니다. 당신이 허락한다면 제 꽃잎처럼 당신의 에너지를 밝고 환하게 만들어 주겠습니다. 또 오랫동안 당신에게 머무르고 있는 좋지

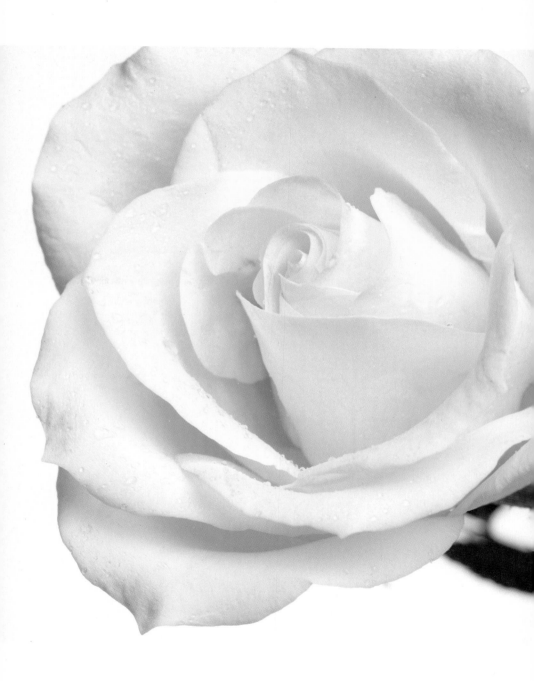

않은 에너지가 없어지도록 도움을 줄 수 있습니다. 절대 당신을 두렵게 하거나 아프게 하지 않고 편안하고 안전하게 그런 느낌을 받을 수 있게 할 것입니다. 당신이 정화가 되고 나면 당신 전체에 새로운 평온함이 깃들게 될 것입니다."

79. 노란장미
Yellow Rose

학명: Rosa spp.

에너지 특성: 차분함과 평온함을 만들어 주고 즐거움과 집중력을 전해 준다.

대천사: 하니엘, 우리엘

차크라: 태양신경총, 제3의 눈, 크라운

힐링 설명: 노란 장미는 내면에 평온함을 안겨 주고 현재의 일에 집중할 수 있게 차분함을 불러다 준다. 이 꽃은 일과 휴식, 여가 생활이 서로 균형을 맞출 수 있게 해 주기 때문에 학생들에게는 최고의 꽃이 될 수 있다. 노란 장미는 여러분을 즐겁게 만들고 경박하지 않고 차분함이 엿보이면서도 동시에 자신의 즐거움을 표출할 수 있도록 도움을 준다.

노란 장미가 전하는 메시지: "지금은 즐겁게 지낼 때입니다. 당신이 하는 모든 것들 속에서 그리고 모든 곳에서 즐거움을 찾으세요. '너무 유치해 보이거나 아이들 같아 보이지는 않을까'라고 걱정할 필요가 전

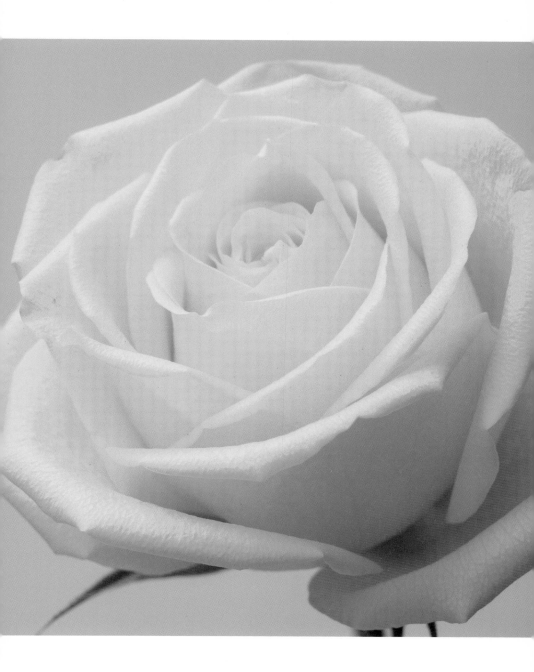

혀 없습니다. 제가 당신의 본 모습을 잃지 않은 채 행복해질 수 있도록 할게요. 당신만 좋다면 당신의 생각들을 정리해서 좀 더 명확하게 집중할 수 있도록 할 수도 있습니다."

80. 세인트존스워트
Saint-John's-Wort

학명: Hypericum perforatum

에너지 특성: 우울증에 좋고, 걱정, 근심을 사라지게 하며 혼란스러움에서 벗어나게 해 준다.

대천사: 메타트론, 미카엘, 라파엘

차크라: 근원, 천골, 태양신경총, 심장

힐링 설명: 세인트존스워트는 걱정, 근심과 우울한 기분을 밝게 해 주는 데 탁월한 능력이 있다고 알려져 있다. 마음을 울적하게 만드는 그런 일들을 모두 잊게 해서 좋은 에너지를 전달해 주고 앞날을 향한 동기부여를 확실하게 가질 수 있게 한다.

세인트존스워트 허브를 조제된 약들과 함께 치료용으로 사용할 때는 부작용이 발생할 수도 있으므로 특히 조심해야 한다. 특히 항우울제나 피임약과는 절대 함께 복용해서는 안 된다. 하지만 플라워 테라피로 사용할 때는 세인트존스워트가 가지고 있는 에너지만 이용하기 때문에

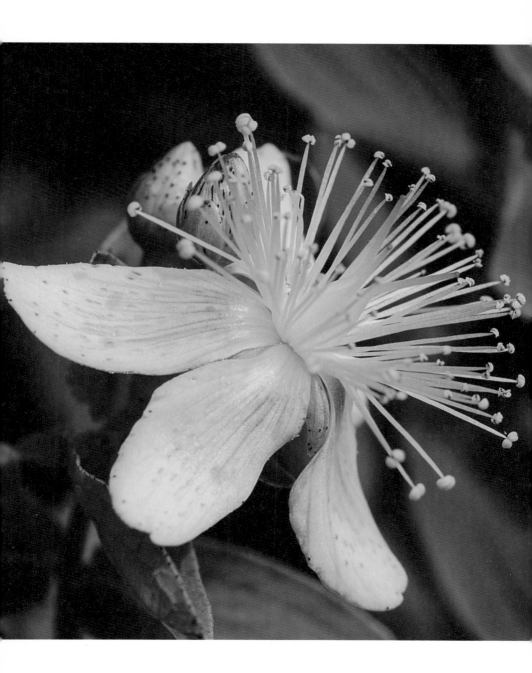

특별히 주의해야 할 일은 없다. 그러므로 세인트존스워트의 에너지는 안심하고 얼마든지 받아들여도 된다.

세인트존스워트가 전하는 메시지: "저는 어두운 기운을 떨쳐 버리기 위해 마음속 깊은 곳까지 빛을 밝혀 주는 존재와 같습니다. 또 당신이 지금 처한 일 때문에 겪고 있는 수많은 혼란함을 다 찾아 낼 수 있습니다. 그래서 당신을 그런 생각으로부터 벗어나게 해서 머리가 한결 가벼워지도록 할 것입니다. 정신을 맑게 만드는 에너지를 전해 주어 어둡고 혼란한 모든 것들을 떨쳐 버리고 앞을 향해 갈 수 있는 마음이 생기게 할 것입니다."

81. 스케볼라
Scaevola

다른 이름: 팬 플라워(Fan flower), 하프 플라워(half-flower), 나우파카(naupaka)

학명: Scaevola spp.

에너지 특성: 유대감을 가지게 하고 소외감과 외로움을 없애 준다.

대천사: 아즈라엘, 미카엘

차크라: 근원, 천골

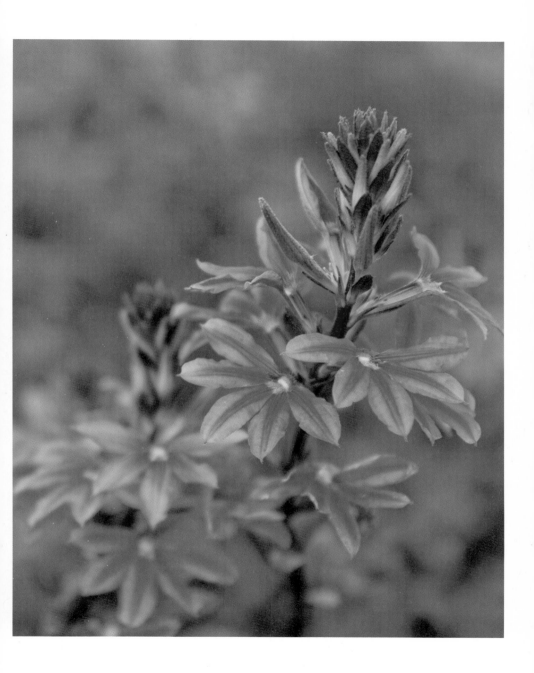

힐링 설명: 스케볼라는 외로운 마음을 벗어나게 해서 다른 모든 사람들과 함께 지내고 있다는 생각이 들게 만든다. 스케볼라가 전해 주는 편안함을 받아들이면 매순간 신이 여러분을 안내해 주고 지켜 주며 도와주고 있다는 사실을 알 수 있게 된다. 그리고 누군가가 그리워질 때 스케볼라를 사용하는 것도 좋다. 사랑하는 사람이 멀리 떨어져 살고 있거나 장기간 여행중일 때 혹은 죽었을 때 스케볼라는 여러분의 기분을 좋게 만들어 주고 그 사람이 어디에 있든지 여러분이 얼마나 그 사람을 사랑하고 있는지 그 마음을 전해 준다.

스케볼라가 전하는 메시지: "저로 인해 당신이 편안한 상태가 될 수 있는 기회를 주세요. 저는 당신이 외롭거나 소외감을 받고 있다면 금방 알아 챌 수 있습니다. 당신은 절대 혼자가 아니라는 사실을 잊지 마세요. 우리 모두는 매일 한순간도 빠짐없이 다른 누군가와 깊게 연결이 되어 있습니다. 그리고 당신이 항상 어떤 생각을 하든지 그리고 어떤 결정을 내리든지 그때마다 신과 천사들이 지켜 주고 있습니다. 그렇기 때문에 당신을 신이 주시는 사랑의 빛 안으로 다시 들어갈 수 있도록 할 것입니다. 당신이 다른 사람들과 함께한다는 생각이 들 때 그 사람이 당신을 좋아하는지 아닌지 그런 걱정은 절대 할 필요 없습니다. 저와 천사들이 그 사람에게 당신의 사랑을 매순간마다 전해 줄 것이기 때문입니다."

82. 금붕어꽃
Snapdragon

학명: Antirrhinum spp.

에너지 특성: 커뮤니케이션을 좋게 해 주고 화를 가라앉혀 주며 증오심과 분함을 멀리하게 한다. 목소리를 좋게 해서 말을 온화하게 할 수 있게 해 준다.

대천사: 조피엘, 메타트론, 미카엘, 라파엘

차크라: Heart, throat

힐링 설명: 금붕어꽃은 마음속에서 부정적인 기운을 몰아내고 그 자리에 사랑과 조화를 가져다 준다. 커뮤니케이션 할 때 나쁜 에너지들이 모두 없어지기도 한다. 금붕어꽃이 있다면 종이에 걱정 근심거리를 써 내려가면 모든 좋지 않은 기분들을 사라지게 된다. 그때는 간단하게 단어만 써도 되고 짧은 한 문장만 쓰면 된다. 다 쓰고 난 후에는 그 종이를 최대한 많이 접은 다음 금붕어꽃을 꽉 쥐어서 종이 안으로 넣는다. 그러면 기분이 금방 좋아지게 되는 것을 느끼게 될 것이다. 그리고 마지막으로 그 금붕어꽃을 정원이나 공원 등 적당한 장소를 찾아서 땅위에 뿌려보자. 그러면 여러분의 모든 걱정, 근심들이 사라지게 될 것이다.

금붕어꽃이 전하는 메시지: "저는 당신의 소리를 치유하기 위해 왔습니다. 당신이 하는 모든 커뮤니케이션 안에 사랑이 함께한다는 사실을 일깨워 줄 것입니다. 당신이 지금 어려운 일들 때문에 생각이 많다는 것

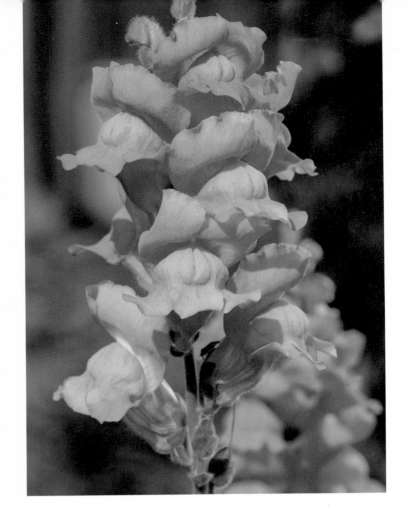

을 저는 충분히 알 수 있습니다. 그런 복잡한 생각을 모두 말끔히 정리할 수 있게 할 것입니다. 다른 사람들에게 좋지 않은 말을 하거나 상처를 주는 말은 하지 않는 게 제일 좋습니다. 하지만 당신도 인간이기 때문에 때로는 좋지 못한 생각에 빠져 그런 말 실수를 할 수도 있습니다. 제가 있다면 당신의 모든 에너지를 맑게 해서 평온한 상태에서 항상 지낼 수 있게 도움이 될 것입니다."

83. 해바라기
Sunflower

학명: Helianthus annuus

에너지 특성: 기분을 좋게 하고 몸과 마음 안의 전체적인 에너지를 높여주고 웃음과 행복을 전해 준다.

대천사: 조피엘, 미카엘

차크라: 태양신경총

힐링 설명:

해바라기는 즐거움을 듬뿍 담고 있다. 해바라기를 쳐다보고 있으면 자신도 모르게 미소를 지을 수밖에 없게 된다. 해바라기는 가운데가 까맣고 노란 꽃잎들이 둥그렇게 테두리를 이루고 있기 때문에 기분이 안 좋거나 우울할 때 해바라기를 보고 있으면 저절로 기분이 좋아지게 된다. 모든 일이 어렵기만 하다고 느껴질 때 해바라기를 치유의 도구로 사용해도 좋다. 그러면 기분도 좋아질뿐더러 에너지도 더 넘쳐나게 된다.

해바라기가 전하는 메시지: "당신이 기진맥진해 있을 때나 기분이 안좋을 때 제가 그런 당신을 변하게 만들겠습니다. 모든 어두운 기운들을 사라지게 하고 세상이 얼마나 아름다운지를 알려주겠습니다. 그래야 하루하루가 행복해지고 모든 순간을 충만하게 즐길 수 있습니다. 이제 당신 스스로 행복하다고 느낄 수 있어야 합니다. 제가 지금부터 그런 생각을 가질 수 있게끔 하겠습니다. 당신은 태양처럼 밝게 빛나는 존재이

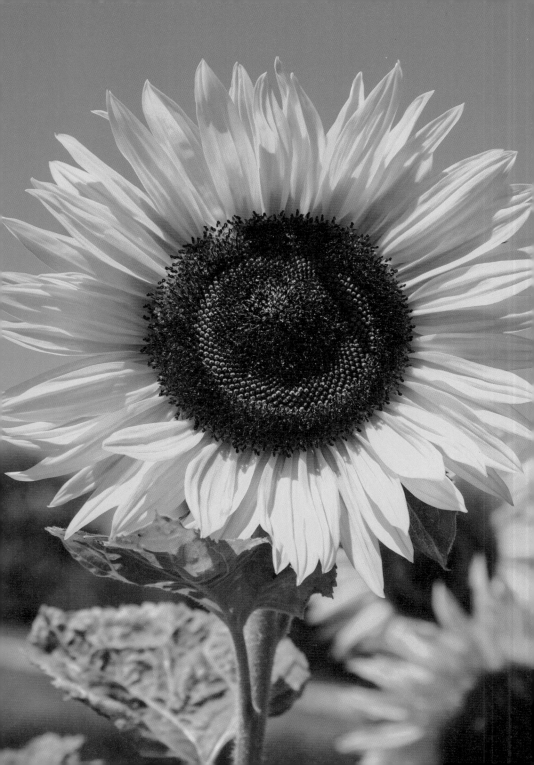

기 때문에 당신 주위에 있는 모든 사람들과 모든 것들에 빛을 내려 줄 수 있습니다."

84. 스위트피
Sweet Pea

학명: Lathyrus odoratus

에너지 특성: 초자연적인 힘, 소원이 이루어짐,

대천사: 조피엘, 라지엘, 산달폰

차크라: 근원, 천골, 심장

힐링 설명: 이 꽃은 원하는 모든 소원들이 이루어지게 하고 필요한 것들을 빠른 시간 안에 가질 수 있게 한다.

상상하는 모든 것들을 완벽하게 가질 수 있게 되게끔 만들어 주는 꽃이다. 스위트피를 이용해 소원을 이루는 방법은 다음과 같다.

스위트피 씨앗을 두고 자신이 원하는 것만 집중해서 생각하자. 자신의 정성을 최대한 실어 담은 그 씨앗을 화단이나 화분에 심는다. 씨앗들이 싹이 나고 자라나기 시작해서 점점 더 크게 자라날 수록 스위트피의 에너지 역시 커지게 된다. 그리고 꽃이 피어나게 되면 스위트피가 가진 에너지가 우주를 향해 나아가고 결국은 여러분의 소원이 이루어지게 된다.

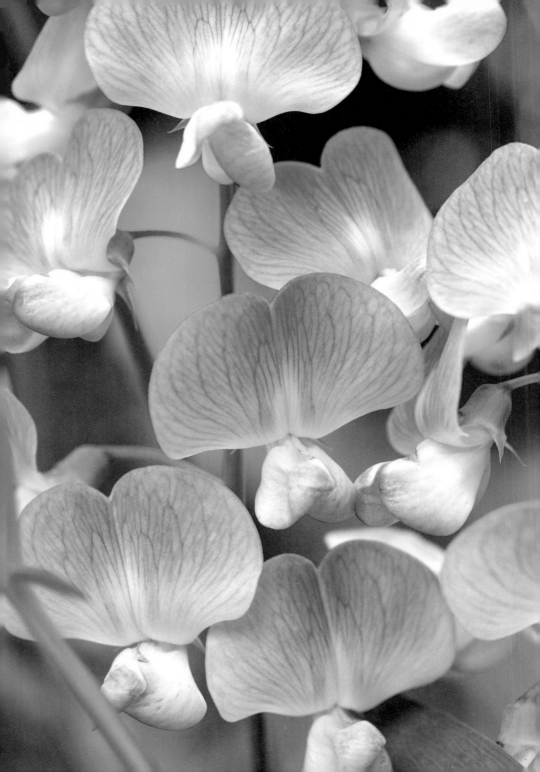

스위트피가 전하는 메시지: "저는 당신이 생각하고 있는 모든 일들과 가슴속 깊이에 자리잡은 열망들이 실현될 수 있게 합니다.

꽃이 피어날 때 당신의 목표와 소원들 역시 열매를 이루게 됩니다. 당신은 그런 선물을 받을 만큼 충분한 자격이 있기 때문에 특별히 해야 할 다른 일들은 없습니다. 그저 소원에만 집중하고 그게 이루어질 것이라는 믿음만 있으면 됩니다. 모든 것이 이루어진다고 믿으세요. 그리고 기적은 언제나 일어난다고 믿으세요. 당신은 지금부터 원하는 삶을 살아가게 될 것입니다."

85. 튤립
Tulip

학명: Tulipa spp.

에너지 특성: 우아함, 침착, 정숙을 불러오고 짜증과 화를 없애준다. 아무 것에도 방해받지 않게 해준다.

대천사: 하니엘, 라구엘, 자드키엘

차크라: 근원, 천골, 태양신경총, 크라운

힐링 설명: 튤립은 짜증과 화를 내게 하는 에너지들을 모두 제거한다. 그리고 긴장을 완화시키고 일할 때 방해되는 그런 요소들을 모두 걸러내어 집중력을 더 좋게 만들어 최종적으로는 일을 잘 끝낼 수 있게 한

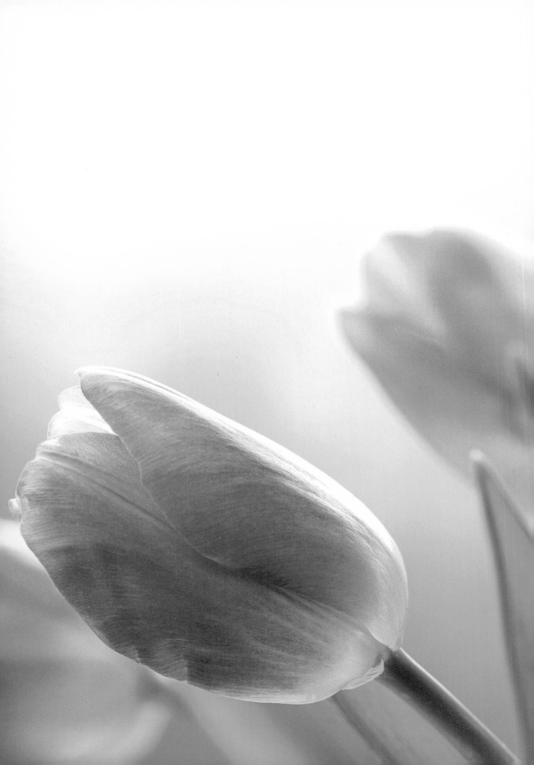

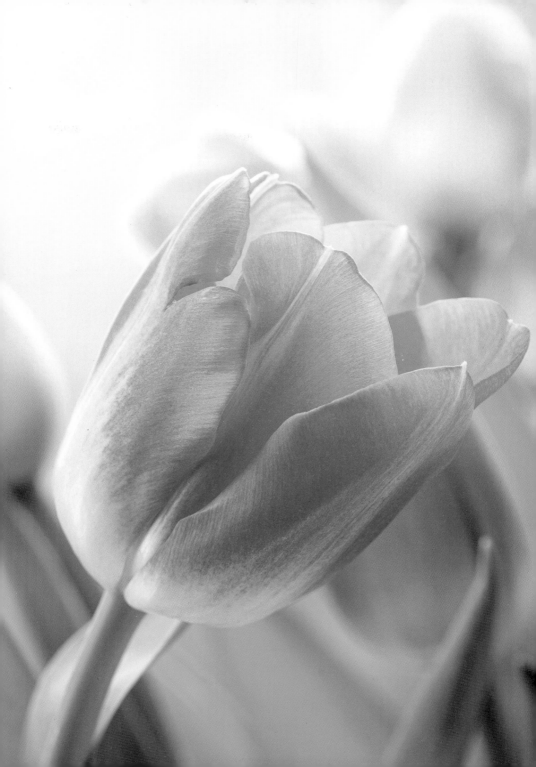

다. 그리고 생각했던 프로세스대로 일이 진행이 안 될 때 튤립이 지닌 에너지는 일의 전체적인 균형을 맞추어 주고 차례대로 일이 진행되도록 도움을 준다.

튤립이 전하는 메시지: "제가 가진 힐링 에너지를 몸으로 흡수해 보세요. 당신이 가지고 있는 그 어떤 해로운 감정들도 모두 사라지게 됩니다. 당신 자신이나 일 때문에 시간이 없다고 핑계대지 말고 그럴 수록 제가 지닌 힐링 에너지를 취해 보세요."

86. 와라타
Waratah

학명: Telopea speciosissima

에너지 특성: 보호, 열정, 영적인 이해, 장애물 극복, 용기

대천사: 미카엘, 라지엘, 산달폰

차크라: Solar plexus, crown

힐링 설명: 와라타는 수세기 동안 사랑받고 있는 호주산 꽃이다. 와라타가 처음 발견되었을 때 식물학자들은 경이로움을 금치 못했다. 그래서 빛나는 빨간색의 와라타가가 아무리 멀리 떨어져 있어도 잘보인다는 점 때문에 식물학자들은 "멀리서도 빛나는 아름다움"이라는 뜻을 가지는 학명을 붙여 줬다. 와라타의 꽃은 곤충의 고치처럼 그 중심을 감싸

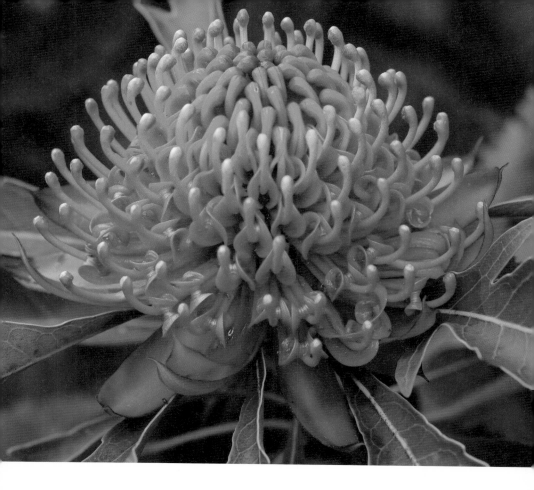

고 보호하고 있다. 이게 와라타의 에너지 특성을 대변해 주고 있다. 이
세상에 태어날 때 부여받은 역할에 대해서 깨닫고 용기있게 인생을 살
아가야 한다는 점을 알려 주고 있다. 와라타는 인생의 목적을 이루는 데
있어 생기는 모든 두려움을 없애 주고 평온과 믿음을 불러온다. 그리고
강한 신념을 가지고 앞을 향해 갈 수 있게 한다.

와라타가 전하는 메시지: "이제 당신은 즐거움과 사랑으로 넘치는 세
상을 살아가야 할 시간입니다. 제가 당신을 지켜볼 것이며 당신 안에 있

는 열정을 다시 불태우게 할 것입니다. 당신이 이 세상을 살아가면서 해야 할 사명감에 대해서도 생각해 보세요. 제가 모든 장애물들을 극복할 수 있게 도움을 드리겠습니다. 저는 수세기 동안 많은 사람들이 영적인 삶을 영위할 수 있도록 옆에서 지켜왔으며 당신 역시도 신이 인도하는 길을 따라 살 수 있게 지켜 줄 것입니다."

87. 와틀
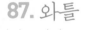

다른 이름: 호주 아카시아, 가시나무

학명: Acacia spp.

에너지 특성: 웃음이 많아지며, 주위에 있는 모든 사람들을 즐겁게 해 주고, 재미가 많아져 기분을 좋게 한다.

대천사: 조피엘, 메타트론

차크라: 근원, 심장, 크라운

힐링 설명: 꽃들이 와틀 나무 전체를 뒤덮으면 꼭 커다란 노란색 담요 한 장이 나무에 걸쳐 있는 것처럼 보인다. 하지만 자세히 보면 개별적인 꽃들이 모여서 그렇게 보일 뿐이다. 이 작은 꽃들은 사람들의 기분을 좋게 만들고 특히 여러 사람이 모였을 때 좋은 기분이 더 커진다. 와틀나무에 피는 꽃들은 모든 일들을 재밌게 만들고 웃음과 즐거움이 떠나지

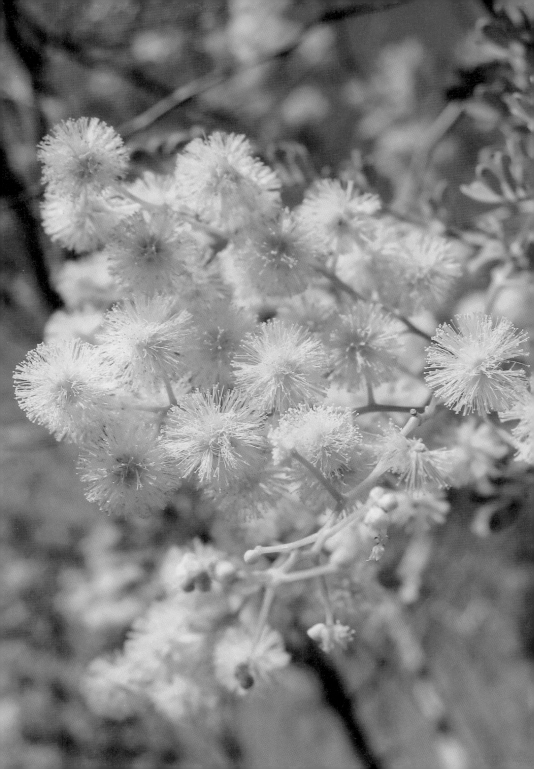

않게 한다. 작은 꽃들이 활짝 피었을 때 느끼게 되는 화사함처럼 꽃 안에 있는 에너지들이 우리들을 밝게 만든다.

와틀이 전하는 메시지: "제가 당신을 환하게 웃을 수 있게 만들겠습니다. 저로 인해 더 많은 웃음이 넘쳐나게 될 것입니다. 그리고 매일매일 더 큰 행복감을 느끼게 될 것입니다. 당신이 가는 곳마다 웃음이 넘쳐나게 되고 다른 사람들도 당신과 함께 있으면 즐겁고 유쾌해진다는 사실을 알게 될 것입니다. 그리고 직장에서도 분위기를 좋게 만들고 일들이 조화롭게 진행되도록 할 수 있습니다. 혹시라도 사교 모임이나 공식 석상을 주도하는 자리에 있게 되면 저를 이용해서 모든 사람들을 기분 좋게 만들어 보세요."

88. 등나무

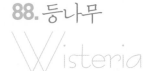

학명: Wisteria spp.

다른 품종: 중국 등나무(Chinese wisteria, Wisteria sinensis)

에너지 특성: 멀리 떨어진 사람에게 힐링 에너지를 보내 주고 영적인 능력을 높여 주며 결단력을 생기게 하고 우유부단함을 없애 준다.

대천사: 예레미엘, 미카엘

차크라: 제3의 눈, 크라운

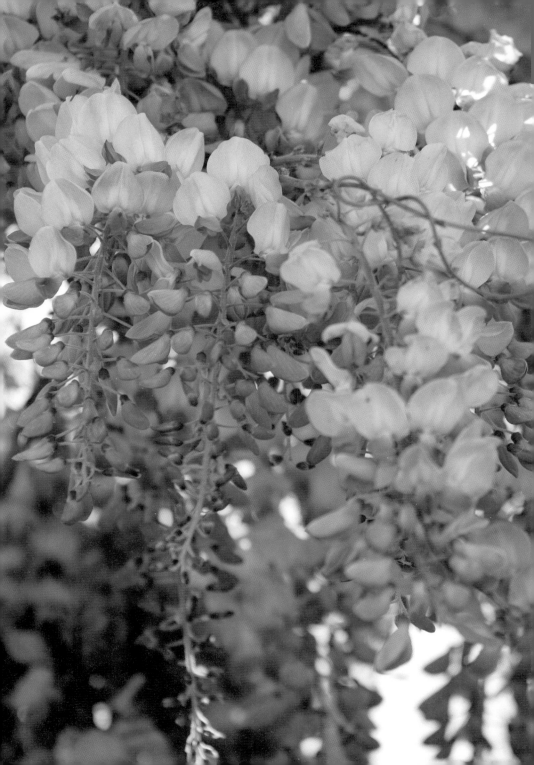

힐링 설명: 등나무는 멀리 떨어진 곳에서 힐링 에너지를 보내려 할 때 사용된다. 이 나무는 영적인 성숙을 더 한층 깊게 해 주며 허상의 결과물을 얻기 위해 애쓰지 않게 해 주며 에너지를 좋지 않은 쪽으로 쓰려고 하는 것을 막아 준다. 등나무는 또한 결단력을 좋게 만들어 준다. 여러 가지 선택을 놓고 갈팡질팡하거나 우유부단해질 때 확고한 결정을 할 수 있도록 도움을 준다. 정확한 결정을 내리는 데 도움을 주고 매순간 최선의 선택을 할 수 있게 한다.

등나무가 전하는 메시지: "저는 당신을 정신적으로 그리고 개인적인 발전을 위해 갈 수 있게 안내해 줄 것입니다. 모든 두려움과 걱정을 없애 주고 또 모든 결정이 꽃이 만발하는 것처럼 당신에게 좋은 결과를 맺을 수 있게 하겠습니다. 당신의 에너지를 높여 주고 활력이 넘치게 합니다. 그리고 당신과 멀리 떨어져 있는 사람과도 항상 바로 곁에 있는 것처럼 느낄 수 있게 시간과 공간을 뛰어넘어 당신의 소원과 생각을 전해 줍니다."

PART 3

플라워 테라피
분류

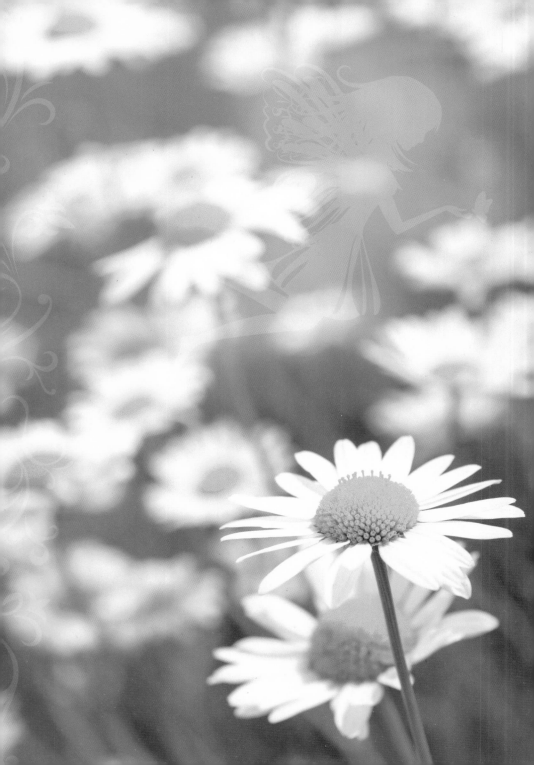

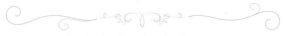

대천사와 관계된 꽃들

대천사 아리엘

아가판서스(Agapanthus)

스킬라(Bluebell)

헤더(Heather)

피튜니아(Petunia)

대천사 아즈라엘

방크시아(Banksia)

팬지(Pansy)

프로테아(Protea)

스케볼라(Scaevola)

대천사 카무엘

아프리카제비꽃(African Violet)

방크시아(Banksia)

동백나무(Camellia)

국화(Chrysanthemum)

히비스커스(Hibiscus)

히아신스(Hyacinth)

란타나(Lantana)

자목련(Magnolia, pink)

대천사 가브리엘

안수리움(Anthurium)

극락조꽃(Bird-of-Paradise)

꽃사과(Crab Apple)

수선화(Daffodil)

패랭이꽃(Dianthus)

그레빌레아(Grevillea)

란타나(Lantana)

피튜니아(Petunia)

대천사 하니엘

카네이션(Carnation)

벚꽃(Cherry Blossom)

라벤더(Lavender)

은방울꽃(Lily of the Valley)

자목련(Magnolia, pink)

포인세티아(Poinsettia)

빨간 장미(Rose, red)

노란 장미(Rose, yellow)

튤립(Tulip)

대천사 예레미엘

노란 데이지(Black-eyed Susan)

동백나무(Camellia)

클로버(Clover)

거베아(Gerbera)

그레빌레아(Grevillea)

수국(Hydrangea)

라벤더(Lavender)

분홍 백합(Lily, pink)

밤메꽃(Moon flower)

난초(Orchid)

등나무(Wisteria)

대천사 조피엘

안수리움(Anthurium)

금낭화(Bleeding Heart)

칼라 릴리(Calla Lily)

동백나무(Camellia)

카네이션(Carnation)

벚꽃(Cherry Blossom)

민들레(Dandelion)

패랭이꽃(Dianthus)

글라디올러스(Gladiolus)

노랑 수선화(Jonquil)

주황 백합(Lily, orange)

만데빌라(Mandevilla)

포인세티아(Poinsettia)

분홍 장미(Rose, pink)

빨간 장미(Rose, red)

금붕어꽃(Snapdragon)

해바라기(Sunflower)

스위트피(Sweet Pea)

와틀(Wattle)

대천사 메타트론

아프리카제비꽃(African Violet)

안개꽃(Baby's Breath)

극락조꽃(Bird-of-Paradise)

병솔꽃(Bottlebrush)

선인장(Cactus)

데이지(Daisy)

패랭이꽃(Dianthus)

유칼립투스(Eucalyptus)

프랜지파니(Frangipani)

푸크시아(Fuchsia)

치자나무(Gardenia)

제라늄(Geranium)

노랑 수선화(Jonquil)

노랑 백합(Lily, yellow)

연꽃(Lotus)

백목련(Magnolia, white)

만데빌라(Mandevilla)

마리골드(Marigold)

나스터튬(Nasturtium)

팬지(Pansy)

피그 페이스(Pig Face)

프리뮬러(Primula)

하얀 장미(Rose, white)

세인트존스워트(Saint-John's-Wort)

금붕어꽃(Snapdragon)

와틀(Wattle)

대천사 미카엘

아프리카제비꽃(African Violet)

안개꽃(Baby's Breath)

병솔꽃(Bottle brush)

부겐빌레아(Bougainvillea)

브로멜리아드(Bromeliad)

선인장(Cactus)

수선화(Daffodil)

달리아(Dahlia)

델피늄(Delphinium)

패랭이꽃(Dianthus)

에키나시아(Echinacea)

유칼립투스(Eucalyptus)

프리지아(Freesia)

푸크시아(Fuchsia)

치자나무(Gardenia)

제라늄(Geranium)

글라디올러스(Gladiolus)

아이리스(Iris)

노랑 수선화(Jonquil)

라벤더(Lavender)

라일락(Lilac)

노랑 백합(Lily, yellow)

백목련(Magnolia, white)

만데빌라(Mandevilla)

마리골드(Marigold)

팬지(Pansy)

페루비안 릴리(Peruvian Lily)

피그 페이스(Pig Face)

소나무(Pine)

하얀 장미(Rose, white)

스케볼라(Scaevola)

세인트존스워트(Saint-John's-Wort)

금붕어꽃(Snapdragon)

해바라기(Sun flower)

와라타(Waratah)

등나무(Wisteria)

대천사 라파엘

아프리카제비꽃(African Violet)

아가판서스(Agapanthus)

방크시아(Banksia)

베고니아(Begonia)

노란 데이지(Black-eyed Susan)

금낭화(Bleeding Heart)

병솔꽃(Bottle brush)

선인장(Cactus)

금잔화(Calendula)

동백나무(Camellia)

수선화(Daffodil)

민들레(Dandelion)

패랭이꽃(Dianthus)

유칼립투스(Eucalyptus)

프리지아(Freesia)

치자나무(Gardenia)

제라늄(Geranium)

글라디올러스(Gladiolus)

히아신스(Hyacinth)

아이리스(Iris)

노랑 백합(Lily, yellow)

백목련(Magnolia, white)

팬지(Pansy)

작약(Peony)

포튤라카(Portulaca)

하얀 장미(Rose, white)

세인트존스워트(Saint-John's-Wort)

금붕어꽃(Snapdragon)

대천사 라구엘

방크시아(Banksia)

국화(Chrysanthemum)

민들레(Dandelion)

거베라(Gerbera)

란타나(Lantana)

페루비안 릴리(Peruvian Lily)

피튜니아(Petunia)

튤립(Tulip)

대천사 라지엘

진달래(Azalea)

노란 데이지(Black-eyed Susan)

선인장(Cactus)

클로버(Clover)

크로커스(Crocus)

민들레(Dandelion)

유칼립투스(Eucalyptus)

물망초(Forget-me-not)

프랜지파니(Frangipani)

히비스커스(Hibiscus)

재스민(Jasmine)

라벤더(Lavender)

분홍 백합(Lily, pink)

연꽃(Lotus)

시계꽃(Passion flower)

소나무(Pine)

포인세티아(Poinsettia)

양귀비(Poppy)

스위트 피(Sweet Pea)

와라타(Waratah)

대천사 산달폰

노란 데이지(Black-eyed Susan)

브로멜리아드(Bromeliad)

델피늄(Delphinium)

치자나무(Gardenia)

수국(Hydrangea)

밤메꽃(Moon flower)

나스터튬(Nasturtium)

난초(Orchid)

작약(Peony)

스위트 피(Sweet Pea)

와라타(Waratah)

대천사 우리엘

안개꽃(Baby's Breath)

클로버(Clover)

패랭이꽃(Dianthus)

아이리스(Iris)

양귀비(Poppy)

노란 장미(Rose, yellow)

대천사 자드키엘

달리아(Dahlia)

양귀비(Poppy)

튤립(Tulip)

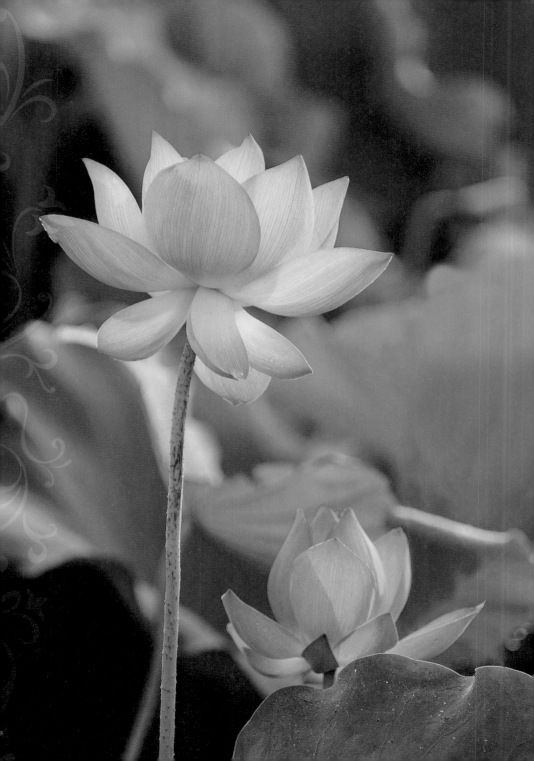

차크라와 관련된 꽃들

모든 차크라 All Chakras

안개꽃(Baby's Breath)

패랭이꽃(Dianthus)

연꽃(Lotus)

프리뮬러(Primula)

근원 Root

아가판서스(Agapanthus)

안개꽃(Baby's Breath)

방크시아(Banksia)

베고니아(Begonia)

부겐빌레아(Bougainvillea)

카네이션(Carnation)

국화(Chrysanthemum)

클로버(Clover)

꽃사과(Crab Apple)

달리아(Dahlia)

데이지(Daisy)

민들레(Dandelion)

델피니움(Delphinium)

패랭이꽃(Dianthus)

유칼립투스(Eucalyptus)

프리지아(Freesia)

푸크시아(Fuchsia)

치자나무(Gardenia)

그레빌레아(Grevillea)

헤더(Heather)

히비스커스(Hibiscus)

히아신스(Hyacinth)

수국(Hydrangea)

라벤더(Lavender)

노랑 백합(Lily, yellow)

연꽃(Lotus)

자목련(Magnolia, pink)

만데빌라(Mandevilla)

작약(Peony)

페루비안 릴리(Peruvian Lily)

피튜니아(Petunia)

피그 페이스(Pig Face)

프리뮬러(Primula)

프로테아(Protea)

빨간 장미(Rose, red)

세인트존스워트(Saint-John's-Wort)

스케볼라(Scaevola)

스위트 피(Sweet Pea)

튤립(Tulip)

와틀(Wattle)

천골 Sacral

안개꽃(Baby's Breath)

방크시아(Banksia)

베고니아(Begonia)

스킬라(Bluebell)

병솔꽃(Bottle brush)

동백나무(Camellia)

꽃사과(Crab Apple)

데이지(Daisy)

델피니움(Delphinium)

패랭이꽃(Dianthus)

푸크시아(Fuchsia)

거베라(Gerbera)

헤더(Heather)

히아신스(Hyacinth)

수국(Hydrangea)

아이리스(Iris)

핑트 릴리(Lily, pink)

노랑 백합(Lily, yellow)

연꽃(Lotus)

자목련(Magnolia, pink)

백목련(Magnolia, white)

나스터튬(Nasturtium)

난초(Orchid)

작약(Peony)

피그 페이스(Pig Face)

포튤라카(Portulaca)

플리뮬러(Primula)

프로테아(Protea)

빨간 장미(Rose, red)

세인트존스워트(Saint-John's-Wort)

스케볼라(Scaevola)

스위트 피(Sweet Pea)

튤립(Tulip)

태양신경총 Solar Plexus

안개꽃(Baby's Breath)

방카시아(Banksia)

베고니아(Begonia)

노란 데이지(Black-eyed Susan)

스킬라(Bluebell)

병솔꽃(Bottle brush)

선인장(Cactus)

금잔화(Calendula)

동백나무(Camellia)

국화(Chrysanthemum)

데이지(Daisy)

델피니움(Delphinium)

패랭이꽃(Dianthus)

프리지아(Freesia)

푸크시아(Fuchsia)

거베라(Gerbera)

글라디올러스(Gladiolus)

수국(Hydrangea)

라벤더(Lavender)

라일락(Lilac)

주황 백합(Lily, orange)

분홍 백합(Lily, pink)

노랑 백합(Lily, yellow)

연꽃(Lotus)

마리골드(Marigold)

나스터튬(Nasturtium)

소나무(Pine)

프리뮬러(Primula)

분홍 장미(Rose, pink)

노란 장미(Rose, yellow)

세인트존스워트(Saint-John's-Wort)

해바라기(Sun flower)

튤립(Tulip)

와라타(Waratah)

심장 Heart

안수리움(Anthurium)

안개꽃(Baby's Breath)

방카시아(Banksia)

노란 데이지(Black-eyed Susan)

금낭화(Bleeding Heart)

병솔꽃(Bottle brush)

선인장(Cactus)

금잔화(Calendula)

칼라 릴리(Calla lily)

동백나무(Camellia)

카네이션(Carnation)

벚꽃(Cherry Blossom)

국화(Chrysanthemum)

클로버(Clover)

수선화(Daffodil)

민들레(Dandelion)

패랭이꽃(Dianthus)

푸크시아(Fuchsia)

치자나무(Gardenia)

거베라(Gerbera)

글라디올러스(Gladiolus)

헤더(Heather)

히비스커스(Hibiscus)

아이리스(Iris)

란타나(Lantana)

연꽃(Lotus)

자목련(Magnolia, pink)

난초(Orchid)

시계꽃(Passion flower)

작약(Peony)

피튜니아(Petunia)

피그 페이스(Pig Face)

소나무(Pine)

프리뮬러(Primula)

프로테아(Protea)

분홍 장미(Rose, pink)

빨간 장미(Rose, red)

세인트존스워트(Saint-John's-Wort)

금붕어꽃(Snap dragon)

스위트 피(Sweet Pea)

와틀(Wattle)

목(Throat)

안수리움(Anthurium)

안개꽃(Baby's Breath)

극락조꽃(Bird-of-Paradise)

수선화(Daffodil)

민들레(Dandelion)

패랭이꽃(Dianthus)

유칼립투스(Eucalyptus)

그레빌레아(Grevillea)

란타나(Lantana)

연꽃(Lotus)

마리골드(Marigold)

소나무(Pine)

프리뮬러(Primula)

금붕어꽃(Snap dragon)

제3의 눈 Third Eye

아프리카제비꽃(African Violet)

안개꽃(Baby's Breath)

극락조꽃(Bird-of-Paradise)

브로멜리아드(Bromeliad)

선인장(Cactus)

크로커스(Crocus)

수선화(Daffodil)

델피니움(Delphinium)

패랭이꽃(Dianthus)

유칼립투스(Eucalyptus)

에키나시아(Echinacea)

물망초(Forget-me-not)

프랜지파니(Frangipani)

제라늄(Geranium)

그레빌레아(Grevillea)

재스민(Jasmine)

노랑 수선화(Jonquil)

라벤더(Lavender)

연꽃(Lotus)

팬지(Pansy)

시계꽃(Passion flower)

프리뮬러(Primula)

노란 장미(Rose, yellow)

등나무(Wisteria)

크라운 Crown

아프리카제비꽃(African Violet)

진달래(Azalea)

안개꽃(Baby's Breath)

극락조꽃(Bird-of-Paradise)

병솔꽃(Bottle brush)

브로멜리아드(Bromeliad)

선인장(Cactus)

동백나무(Camellia)

클로버(Clover)

크로커스(Crocus)

달리아(Dahlia)

데이지(Daisy)

민들레(Dandelion)

델피니움(Delphinium)

패랭이꽃(Dianthus)

유칼립투스(Eucalyptus)

물망초(Forget-me-not)

프랜지파니(Frangipani)

치자나무(Gardenia)

제라늄(Geranium)

히비스커스(Hibiscus)

아이리스(Iris)

재스민(Jasmine)

노랑 수선화(Jonquil)

은방울꽃(Lily of the Valley)

연꽃(Lotus)

자목련(Magnolia, pink)

마리골드(Marigold)

밤메꽃(Moon flower)

난초(Orchid)

시계꽃(Passion flower)

포인세티아(Poinsettia)

양귀비(Poppy)

프리뮬러(Primula)

하얀 장미(Rose, white)

노란 장미(Rose, yellow)

튤립(Tulip)

와라타(Waratah)

와틀(Wattle)

등나무(Wisteria)

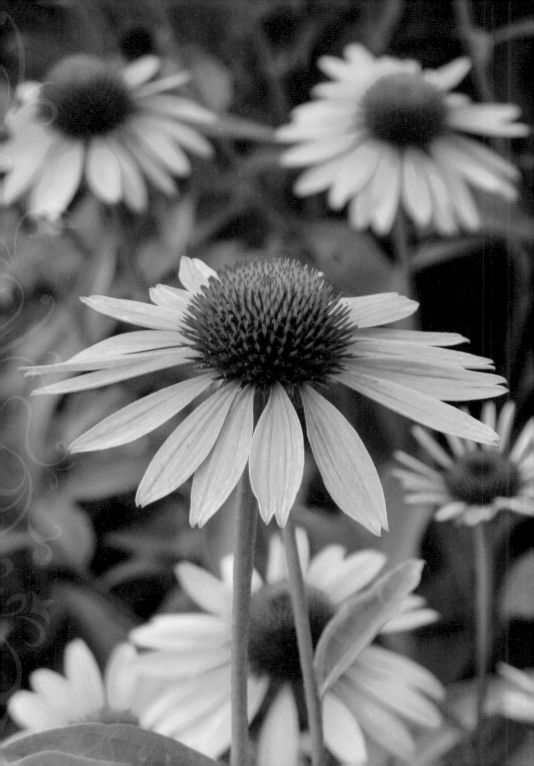

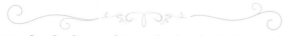

꽃이 가지고 있는 힐링 에너지 특성

중독성 제거

아가판서스(Agapanthus)

아이리스(Iris)

백목련(Magnolia, white)

모든 곳에 쓰이는 꽃

안개꽃(Baby's Breath)

패랭이꽃(Dianthus)

천사들과 연결

극락조꽃(Bird-of-Paradise)

프랜지파니(Frangipani)

치자나무(Gardenia)

연꽃(Lotus)

시계꽃(Passion flower)

화를 다스림

베고니아(Begonia)

민들레(Dandelion)

금붕어꽃(Snap dragon)

튤립(Tulip)

동물들을 치유

헤더(Heather)

근심, 걱정을 없애 줌

라벤더(Lavender)

라일락(Lilac)

세인트존스워트(Saint-John's-Wort)

오러(aura)를 강화해 줌

금잔화(Calendula)

제라늄(Geranium)

노랑 수선화(Jonquil)

나스터튬(Nasturtium)

아름다움을 높여 줌

분홍 장미(Rose, pink)

좋은 습관을 가지게 해 줌

프리뮬러(Primula)

사업이 잘 풀리게 해 줌

피그 페이스(Pig Face)

정숙함을 불러옴

베고니아(Begonia)

데이지(Daisy)

프리지아(Freesia)

푸크시아(Fuchsia)

치자나무(Gardenia)

히비스커스(Hibiscus)

재스민(Jasmine)

노랑 수선화(Jonquil)

라벤더(Lavender)

라일락(Lilac)

주황 백합(Lily, orange)

노란 장미(Rose, yellow)

튤립(Tulip)

축하

포인세티아(Poinsettia)

와틀(Wattle)

차크라를 맑게 해 줌

극락조꽃(Bird-of-Paradise)

연꽃(Lotus)

어린아이들 치유

수선화(Daffodil)

프리뮬러(Primula)

통찰력을 길러 줌

에키나시아(Echinacea)

라벤더(Lavender)

팬지(Pansy)

서약

카네이션(Carnation)

분홍 장미(Rose, pink)

커뮤니케이션 능력을 길러 줌

극락조꽃(Bird-of-Paradise)

수선화(Daffodil)

피튜니아(Petunia)

금붕어꽃(Snap dragon)

과도한 승부욕을 억제시킴

페루비안 릴리(Peruvian Lily)

임무 완수

수선화(Daffodil)

프리뮬러(Primula)

노란 장미(Rose, yellow)

틀에 박힌 일상에서 벗어남

밤메꽃(Moon flower)

용기

와라타(Waratah)

세상을 떠난 이들과 연락

극락조꽃(Bird-of-Paradise)

프로테아(Protea)

우울할 때 좋은 꽃

노란 데이지(Black-eyed Susan)

치자나무(Gardenia)

글라디올러스(Gladiolus)

라일락(Lilac)

주황 백합(Lily, orange)

세인트존스워트(Saint-John's-Wort)

해바라기(Sun flower)

소망하는 일을 이룸

델피니움(Delphinium)

패랭이꽃(Dianthus)

유칼립투스(Eucalyptus)

그레빌레아(Grevillea)

난초(Orchid)

양귀비(Poppy)

스위트 피(Sweet Pea)

건강을 위한 다이어트에 좋음

포튤라카(Portulaca)

세속적인 생각을 버림

하얀 장미(Rose, white)

전자파로부터 보호

백목련(Magnolia, white)

에너지를 높여 줌

프랜지파니(Frangipani)

제라늄(Geranium)

글라디올러스(Gladiolus)

아이리스(Iris)

피튜니아(Petunia)

자연 환경을 치유

아가판서스(Agapanthus)

스킬라(Bluebell)

백목련(Magnolia, white)

요정들과 연결

스킬라(Bluebell)

피튜니아(Petunia)

가족들을 치유

국화(Chrysanthemum)

히비스커스(Hibiscus)

란타나(Lantana)

임신

그레빌레야(Grevillea)

자목련(Magnolia, pink)

충성, 충절

카네이션(Carnation)

금전적으로 여유를 가지게 함

클로버(Clover)

노랑 백합(Lily, yellow)

나스터튬(Nasturtium)

집중력

히아신스(Hyacinth)

노란 장미(Rose, yellow)

등나무(Wisteria)

용서

금낭화(Bleeding Heart)

우정

거베라(Gerbera)

글로벌 치유

아가판서스(Agapanthus)

작약(Peony)

신과 연결

브로멜리아드(Bromeliad)

프랜지파니(Frangipani)

연꽃(Lotus)

시계꽃(Passion flower)

우아함

벚꽃(Cherry Blossom)

은방울꽃(Lily of the Valley)

튤립(Tulip)

슬픔을 치유

칼라 릴리(Calla Lily)

동백나무(Camellia)

글라디올러스(Gladiolus)

팬지(Pansy)

프로테아(Protea)

행복함을 불러옴

스킬라(Bluebell)

금잔화(Calendula)

데이지(Daisy)

패랭이꽃(Dianthus)

치자나무(Gardenia)

글라디올러스(Gladiolus)

히비스커스(Hibiscus)

노랑 수선화(Jonquil)

피튜니아(Petunia)

노란 장미(Rose, yellow)

해바라기(Sun flower)

와틀(Wattle)

조화

아가판서스(Agapanthus)

국화(Chrysanthemum)

히비스커스(Hibiscus)

란타나(Lantana)

힐링

선인장(Cactus)

금잔화(Calendula)

프리지아(Freesia, 특히 등, 척추에 좋다)

작약(Peony, 특히 원거리 힐링에 좋다)

빨간 장미(Rose, red)

스케볼라(Scaevola)

등나무(Wisteria)

금낭화(Bleeding Heart)

글라디올러스(Gladiolus)

도움을 청할 때 좋음

클로버(Clover)

유칼립투스(Eucalyptus)

양귀비(Poppy)

정직함

은방울꽃(Lily of the Valley)

집 안의 에너지를 맑게 해 줌

아프리카제비꽃(African Violet)

노랑 수선화(Jonquil)

아이디어를 좋게 해 줌

꽃사과(Crab Apple)

스위트피(Sweet Pea)

의사 표현을 잘 하게 해 줌

벚꽃(Cherry Blossom)

질투심을 없애 줌

민들레(Dandelion)

행복과 즐거움

달리아(Dahlia)

히아신스(Hyacinth)

포인세티아(Poinsettia)

와라타(Waratah)

사랑

안수리움(Anthurium)

칼라 릴리(Calla Lily)

동백나무(Camellia)

카네이션(Carnation)

벚꽃(Cherry Blossom)

패랭이꽃(Dianthus)

시계꽃(Passion flower)

작약(Peony)

빨간 장미(Rose, red)

충성심과 에너지를 높여 줌

안개꽃(Baby's Breath)

작약(Peony)

결단력

달리아(Dahlia)

영혼의 현현(顯現)

패랭이꽃(Dianthus)

유칼립투스(Eucalyptus)

재스민(Jasmine)

스위트피(Sweet Pea)

명상력을 높여 줌

진달래(Azalea)

재스민(Jasmine)

소나무(Pine)

남자의 건강에 좋음

그레빌레아(Grevillea)

기적

유칼립투스(Eucalyptus)

스위트피(Sweet Pea)

금전운과 동기부여

병솔꽃(Bottle brush)

푸크시아(Fuchsia)

난초(Orchid)

빨간 장미(Rose, red)

세인트존스워트(Saint-John's-Wort)

부정적인 생각을 없애 줌

아프리카제비꽃(African Violet)

노란 데이지(Black-eyed Susan)

브로엘리아드(Bromeliad)

아이리스(Iris)

노랑 수선화(Jonquil)

소나무(Pine)

하얀 장미(Rose, white)

금붕어꽃(Snap dragon)

새로운 출발

방카시아(Banksia)

새로운 고객을 끌어들임

피그 페이스(Pig Face)

장애물 극복

마리골드(Marigold)

와라타(Waratah)

오래된 감정들을 없애 줌

노란 데이지(Black-eyed Susan)

금낭화(Bleeding Heart)

민들레(Dandelion)

글라디올러스(Gladiolus)

수국(Hydrangea)

아이리스(Iris)

나스터튬(Nasturtium)

세인트존스워트(Saint-John's-Wort)

추진력과 기분을 끌어올림

마리골드(Marigold)

열정이 생기게 함

안수리움(Anthurium)

빨간 장미(Rose, red)

와라타(Waratah)

과거를 치유

진달래(Azalea)

물망초(Forget-me-not)

인내심

베고니아(Begonia)

끈기

클로버(Clover)

푸크시아(Fuchsia)

난초(Orchid)

사적인 공간 마련

만데빌라(Mandevilla)

행성과 별들과 연결

물망초(Forget-me-not)

시계꽃(Passion flower)

유머

스킬라(Bluebell)

패랭이꽃(Dianthus)

치자나무(Gardenia)

피튜니아(Petunia)

와틀(Wattle)

긍정적인 사고방식

브로멜리아드(Bromeliad)

노랑 수선화(Jonquil)

페루비안 릴리(Peruvian Lily)

우유부단함을 없애 줌

히아신스(Hyacinth)

수국(Hydrangea)

마리골드(Marigold)

등나무(Wisteria)

승진과 매력을 가지게 함

피그 페이스(Pig Face)

방어, 보호

부겐빌레아(Bougainvillea)

선인장(Cactus)

델피니움(Delphinium, 특히 바다에

있을 때)

제라늄(Geranium)

노랑 수선화(Jonquil)

나스터튬(Nasturtium)

소나무(Pine)

와라타(Waratah)

등나무(Wisteria)

영적인 혜안을 가지고 도움을 주는 사람이 됨

극락조꽃(Bird-of-Paradise)

에키나시아(Echinacea)

프랜지파니(Frangipani)

정화

아프리카제비꽃(African Violet)

하얀 장미(Rose, white)

인간관계

노란 데이지(Black-eyed Susan)

벚꽃(Cherry blossom)

분노를 없애 줌

민들레(Dandelion)

금붕어꽃(Snap dragon)

로망스

안수리움(Anthurium)

칼라 릴리(Calla Lily)

동백나무(Camellia)

벚꽃(Cherry Blossom)

패랭이꽃(Dianthus)

시계꽃(Passion flower)

빨간 장미(Rose, red)

자신감 강화

분홍 장미(Rose, pink)

자부심을 높여 줌

노란 데이지(Black-eyed Susan)

금잔화(Calendula)

주황 백합(Lily, orange)

만데빌라(Mandevilla)

소나무(Pine)

형제애를 좋게 해 줌

국화(Chrysanthemum)

란타나(Lantana)

인생을 단순화시켜 줌

데이지(Daisy)

숙면

라벤더(Lavender)

소울 메이트와의 관계 증진

칼라 릴리(Calla Lily)

동백나무(Camellia)

카네이션(Carnation)

화술을 좋게 해 줌

극락조꽃(Bird-of-Paradise)

크로커스(Crocus)

수선화(Daffodil)

그레빌레아(Grevillea)

금붕어꽃(Snap dragon)

영적으로 다른 사람을 이끄는 능력을 높여 줌

크로커스(Crocus)

수선화(Daffodil)

영성(靈性)

진달래(Azalea)

선인장(Cactus)

크로커스(Crocus)

에키나시아(Echinacea)

프랜지파니(Frangipani)

재스민(Jasmine)

연꽃(Lotus)

와라타(Waratah)

등나무(Wisteria)

강인함

선인장(Cactus)

프리지아(Freesia)

난초(Orchid)

피그 페이스(Pig Face)

소나무(Pine)

스트레스 해소

데이지(Daisy)

프리지아(Freesia)

푸크시아(Fuchsia)

치자나무(Gardenia)

노랑 수선화(Jonquil)

라벤더(Lavender)

라일락(Lilac)

은방울꽃(Lily of the Valley)

시계꽃(Passion flower)

제3의 눈 차크라를 맑게 함

에키나시아(Echinacea)

라벤더(Lavender)

팬지(Pansy)

일상으로부터 자유롭게 해 줌

선인장(Cactus)

데이지(Daisy)

튤립(Tulip)

독성 제거

노란 데이지(Black-eyed Susan)

병솔꽃(Bottle brush)

민들레(Dandelion)

아이리스(Iris)

백목련(Magnolia, white)

전이, 도약

델피니움(Delphinium)

수국(Hydrangea)

노랑 수선화(Jonquil)

하얀 장미(Rose, white)

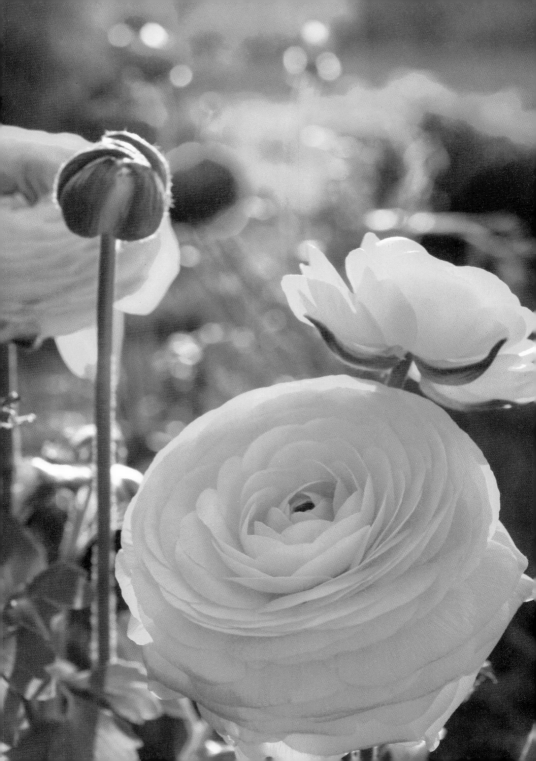

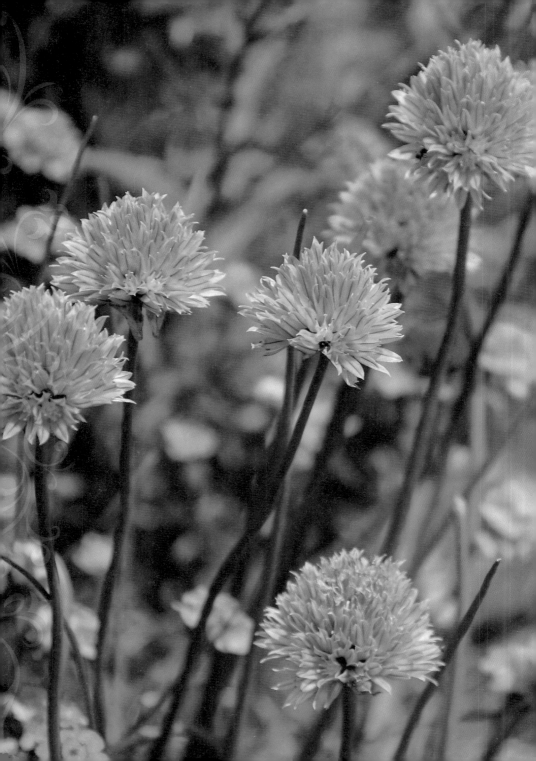

감사의 글

도린의 말

이 땅 위에 아름다운 치유의 천사들인 꽃을 만들어 선물해 주신 신께 감사를 드립니다. 우리는 진정으로 신의 위대한 창조물인 꽃들과 함께 생활할 수 있는 축복을 받았습니다.

함께 책을 쓴 로버트 리브스에게 깊은 경의를 표하며, 또한 대지와 꽃의 세계 그리고 천사들의 울림에 대한 그의 깊은 조예에 늘 감사를 드립니다.

고마워요, 로버트! 당신의 사랑과 자연의 신비로움을 더한 자연 치유 요법에 대한 지혜 덕분에 이 책을 끝마칠 수 있었습니다.

그리고 이 책을 쓰는 동안 수많은 도움을 주었던 앤드류 맥그리거에 게도 감사를 전합니다. 또 헤이 하우스(Hay House)에 있는 모든 분들에 게도 많은 감사를 드립니다. 마지막으로 이 책을 읽는 독자 여러분에게 도 감사를 드립니다. 이 책을 읽고 나면 모든 꽃들이 베푸는 아낌없는 축복을 받을 수 있을 것입니다. 사랑합니다.

- 도린

로버트의 말

이 책을 끝마칠 수 있게 되어 너무나 놀라울 따름입니다. 도린과 함께 이 책을 끝내게 되어 정말 행복하고 감사합니다. 나를 믿고 지지해 준 가족들에게 감사합니다. 가족들이 제가 선택한 일로 제가 한층 더 발전할 수 있게 저를 응원해 주었습니다.

가족들의 사랑과 지지가 없었다면 절대 이 책을 끝까지 쓸 수 없었을 것입니다. 제 가족은 변하지 않는 사랑이고 단단한 바위와도 같습니다. 그래서 항상 언제나 제 가족들을 의지할 수밖에 없습니다.

그리고 앤드류에게도 감사합니다. 당신은 절대 저를 억지로 변화시키려고 하지 않았습니다. 바로 그 점이 제가 당신을 사랑하는 이유 중 하나이기도 합니다.

수많은 가르침을 제게 주었던 많은 분들을 만날 수 있었던 것은 제게 크나큰 축복이었습니다. 그 분들 모두 제게 중요한 교훈을 일깨워 주었습니다.

스털링 맥코비에게도 감사를 드립니다. 그가 집필했던 《What Flower Is That?》(Lansdowne Press, 1986) 덕분에 제가 많은 것을 배울 수 있었습니다.

제가 이야기했던 놀라운 힐링이 일어날 수 있게 저를 믿고 따라왔던 모든 분들에게도 감사를 드립니다. 그 분들의 지지가 없었으면 힘들었을 것입니다. 그 분들을 치유하는 과정 동안 보여 줬던 그 믿음 때문에 정말 행복했습니다.

헤이 하우스의 루이스 헤이, 레이드 트레이시, 레온 나콘, 알렉스 프리몬, 니콜렛 살라만카 당신들에게도 제 꿈이 실현될 수 있게 도움을 줘서 감사를 드립니다.

도린, 당신에게는 어떤 말부터 시작을 해야 될지…… 당신은 정말 놀라운 분입니다. 당신의 신앙과 믿음 아래 함께 책을 쓸 수 있게 되어 무궁한 영광일 뿐입니다. 그 어떤 말로도 제 마음을 표현할 수 없을 정도입니다. 당신과 함께 쓴 이 책의 모든 부분들을 사랑합니다. 이 책을 통해 천사들의 울림을 경험할 수 있게 되어 너무나 감사하고 이제는 그 천사들의 울림이 제게는 매일 함께하는 놀라운 친구들이 되었습니다. 제가 당신을 처음 알게 된 2007년부터 지금까지 당신이 제 친구들 중 하나라는 사실이 제게는 너무 큰 행운입니다. 마음속 깊이 당신에게 감사합니다.

마지막으로, 이 책을 쓸 수 있게 저를 도와준 천사들과 신에게 감사를 드립니다. 그리고 우리를 치유해 주는 놀라운 꽃들을 선물해 준 대지의 어머니에게도 감사를 드립니다.

– 축복이 함께 하길

로버트

저자에 관해서

도린 버추는 《Fairies 101》과 《Magical Messages from Your Fairies Oracle Cards》의 저자이다.

그녀는 천사들에 관한 수많은 책을 집필했으며 Oprah, The View, Good Morning America, CNN, BBC, Kerri-Anne 등의 토크쇼와 방송에 출연하기도 했다. 전 세계를 돌아다니며 강연회를 열기도 하고 HayHouseRadio.com의 라디오 방송을 진행하기도 했다.

도린은 심리학과 관련된 세 개의 대학 학위를 가지고 있고 통찰력이 뛰어난 사람이다. 그녀는 현재 하와이에 살고 있다. 하와이의 야생화들에 관심을 가지고 있으며 정원 손질과 하이킹을 좋아한다.

그녀의 웹사이트는 www.AngelTherapy.com이다.

로버트 리브스는 멘탈과 감정에 도움이 되는 자연 치유 요법 자격증을 가지고 활동하고 있다. 로버트는 현재 천연물 의약품(약초)과 심령술과 영매 능력을 혼용해서 치유의 과정을 행하고 있다.

그는 자연이 신의 뜻에 따라 치유의 능력을 가지고 있으며, 그런 자연과 함께 천사들과도 의사소통을 하며, 또한 수많은 워크숍을 진행하고 잡지에 기사를 쓰기도 하고, 라디오 방송에 출연하고 있다. 오스트레일리아에서 17세 때부터 자연 치유 요법에 대한 경험을 가지기 시작했고, 오러(aura)에서 뿜어져 나오는 크리스탈과 천사의 에너지에 있는 진동까지 관심 범위를 넓혀 왔다.

그의 웹사이트는 www.robertreeves.com.au이다.

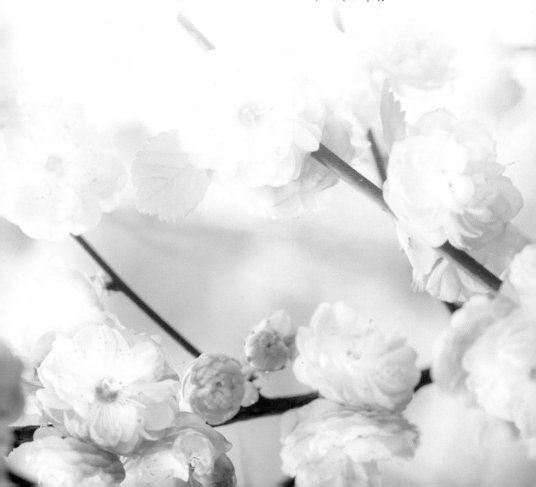

플라워 테라피

1판 1쇄 발행 | 2016년 3월 15일

지은이 | 도린 버추, 로버트 리브스
옮긴이 | 배규호
주　간 | 정재승
교　정 | 이영미
디자인 | 배경태
펴낸이 | 배규호
펴낸곳 | 책미래

출판등록 | 제2010-000289호
주　소 | 서울시 마포구 공덕동 463 현대하이엘 1728호
전　화 | 02-3471-8080
팩　스 | 02-6085-8080
이메일 | liveblue@hanmail.net

ISBN 979-11-85134-32-1 03510

국립중앙도서관 출판시도서목록(CIP)

플라워 테라피 : 몸과 마음을 치유하는 놀라운 꽃의 능력! /
지은이: 도린 버추, 로버트 리브스 ; 옮긴이: 배규호. --
서울 : 책미래, 2016
　　p. ;　cm

원표제: Flower therapy : welcome the angels of nature in
to your life
원저자명: Doreen Virtue, Robert Reeves
영어 원작을 한국어로 번역
ISBN 979-11-85134-32-1 03510 : ₩14800

자연 요법[自然療法]
자연 치유[自然治癒]
꽃[花]

512.49-KDC6
615.535-DDC23　　　　　　　　CIP2016005343

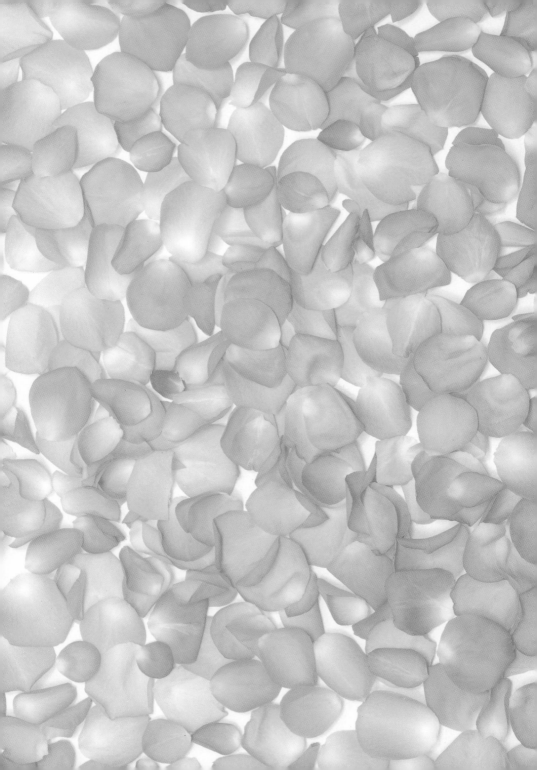

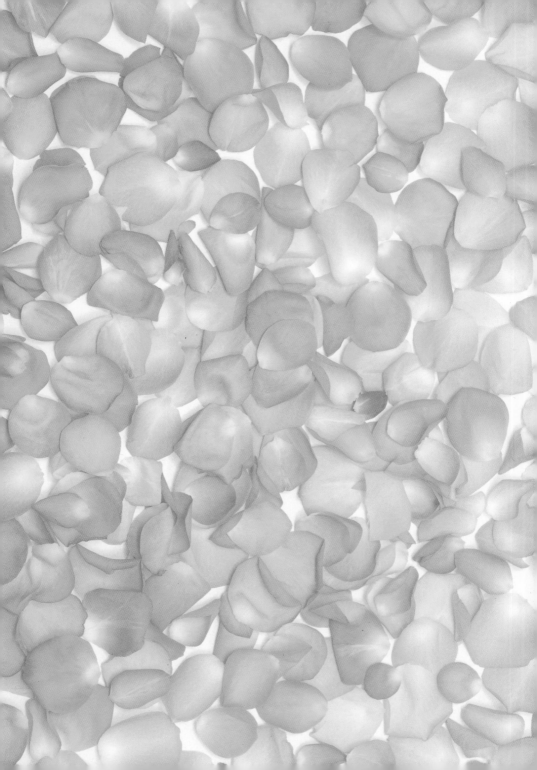